おひとりさまでも

最期まで在宅

第3版

ノンフィクションライター
中澤まゆみ

平穏に生きて死ぬための
医療と在宅ケア

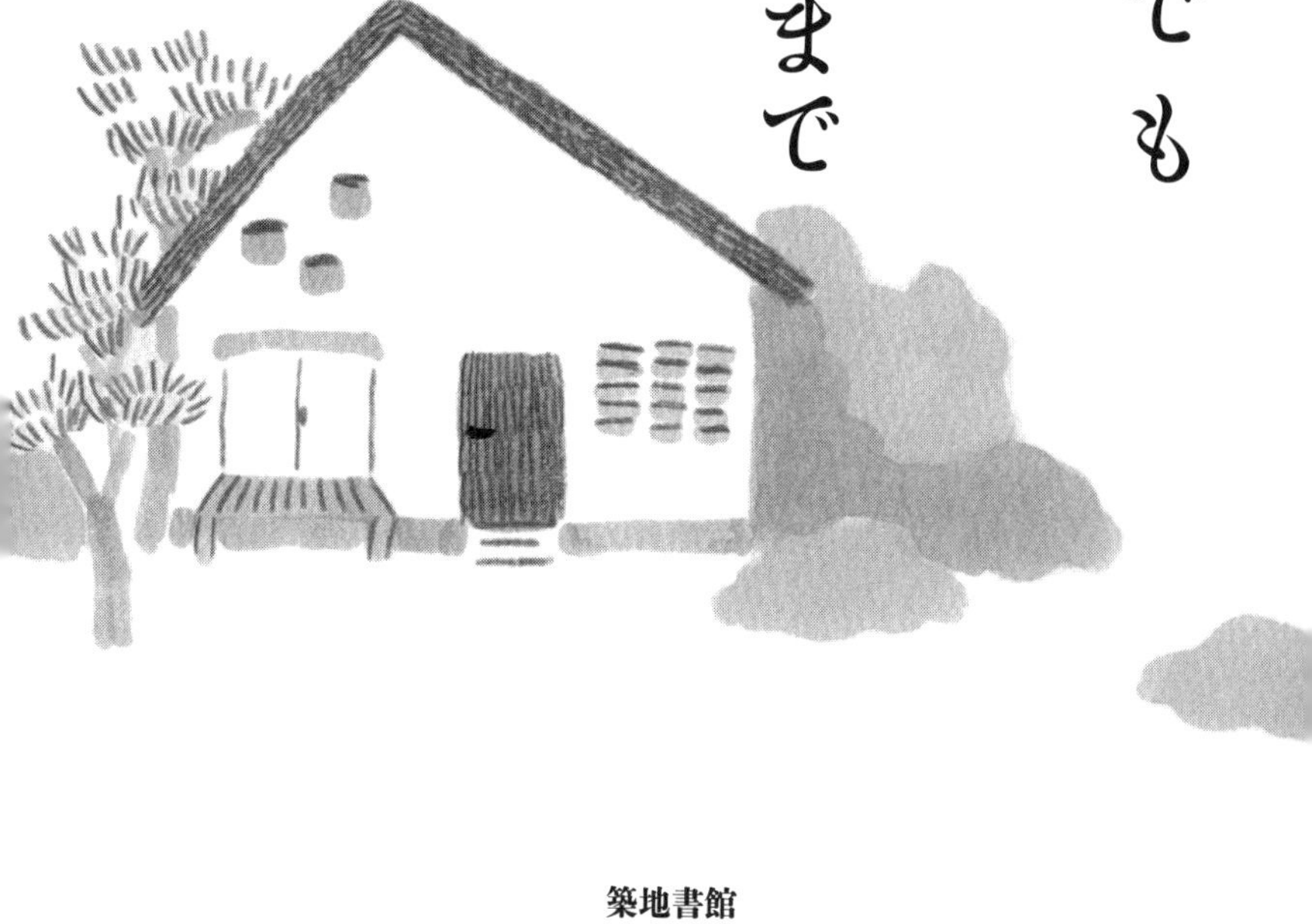

築地書館

第3版　はじめに

年明けには想像もしなかったことが、私たちの生活に起こっている。新型コロナウイルスによる、日常の大きな変化だ。日本では二〇二〇年一月中旬に最初の感染者が確認されて以来、感染者は急増。五月中旬現在で世界全体の感染者は四〇〇万人、日本でも一万五〇〇〇人を超えた。

想像を超えた試練は、医療にも及んでいる。感染者の急増、院内感染、ＰＣＲ検査がなかなか受けられない、薬もワクチンもないという「医療崩壊」をメディアは連日伝えているが、医療現場の医師は「通常の医療を病院ができない」ことのほうが、深刻な「医療崩壊」だと指摘する。

実際、救急医療のたらいまわしは、これまで以上に頻繁になった。新型コロナ患者の受け入れに追われる病院では、場所やスタッフをコロナ対策に取られてしまうため、脳卒中、心臓疾患、がんなどの通常の診療ができなくなりつつある。また、院内感染で外来、手術、病棟の一部を閉鎖したり、コロナ感染者受け入れのため病院機能を縮小し、手術等を断っている病院、スタッフ（看護師、非常勤専門医）がコロナを恐れて欠勤したり、退職したりしているため、機能縮小をせざるを得なくなった病院も増えている。

在宅医療の医師たちは、自分たちが施設や患者の自宅にコロナウイルスを持ち込むのではないか、と神経をすり減らして診療している。自分自身がコロナに感染したときには、気管挿管による人工呼吸器を使用しないなど、治療について伝える「ACP（アドバンス・ケア・プランニング）を作成した、という在宅医も少なくない。

実はこうしたことは医療にとどまらず、介護の現場でも起こっている。とりわけ大きな影響を受けているのが、デイサービスや訪問介護に代表される「在宅」だ。「通所介護」と呼ばれるデイサービスでは、感染リスクを恐れた事業者が休業に踏み切ったり、利用者がサービスを中止する動きが拡大した。

いっぽう、デイサービスの代わりとして役割が大きくなっている「訪問介護」では、感染を恐れる高齢のヘルパーや契約ヘルパーが休業し、事業所は人員不足に悩んでいる。軽度の利用者のサービスを断る事業所も少なくない。ヘルパーなどからの感染を恐れる家族がサービスの休止をすることも増えている。

在宅ケアの抱える大きな問題は「密室性」だ。ヘルパーや訪問看護師は狭い室内で利用者と向き合い、身体介護では利用者のからだに接触することも多い。訪問看護を含む介護の現場のスタッフは、自分が利用者に感染を運ぶかもしれない、利用者や家族から感染させられるかもしれないという状況のなかで、毎日のケアに足を運んでいる。

使い捨てマスク、使い捨てエプロン、消毒液等も入手困難な状況下で、感染疑いの利用者にかかわることに対し、ケアの現場からは大きな不安の声が出ている。利用者の食事や排泄、身体の清潔など日常生活を維持し、命と健康を守るための最後の砦ともいえる介護・福祉に対する国や行政のバックアップは、あまりにも貧弱だ。

しかし、こうした状況のなかでも、在宅ケアにかかわる人たちは、地域で暮らす要介護高齢者や障害者を感染から守り、生活を保つために最前線で努力している。

二〇一六年の第二版から四年。その間、高齢者人口が増加し、医療・介護保険の財源が足りなくなったとして、国は見直しのたびに医療・介護費削減を強化してきた。入院期間はますます短縮、介護保険サービスは縮小され、利用者の自己負担は増えている。

介護保険が始まってから今年で二〇年。そのうちの一五年近く、介護と在宅医療の現場を歩いた。「病院から在宅へ」の流れと、それを支える「地域包括ケア」構築の掛け声のなかで、医療と介護の連携、地域医療連携の取り組みを進める自治体は増えた。

訪問診療をする医療機関も多くなったが、そのいっぽうで、医師が高齢化し、往診すらできなくなった地域も少なくない。ひとり暮らし高齢者と老々世帯などが増えるなか、介護保険サービスの低下とヘルパー不足で家族の介護負担・費用負担は増え、在宅での暮らしを支えることが難しくなった。介護の現場を知る人たちの間では「おうち（在宅）がだんだん遠くなる」という危機感がつのっている。

そんなさなかに今回のコロナ禍は起こった。今後、「最期まで在宅」は持続できるのかという疑問も聞こえてくる。しかし、日本が欧米のような深刻な状態にならなかった背景には、ケアの現場の努力とともに医療保険と介護保険の存在がある。今回のコロナ禍はこの制度をどう守っていくのかということを、私たち自身に問いかけている。

初版を二〇一三年に出して以来、版を重ねてきたが、今回の改訂ではこの間の社会の変化にふれながら制度の変更を全面的に修正した。さらに、私自身が実際に患者家族としてかかわることになった「退院支援」と、友人の介護と母の介護を通じてより深まった「認知症の人のケア」について、大きく書き換えた。

新型コロナ禍は、「恐れ」というウイルスでも、不安や不信を人々に広めている。経済的な影響も懸念されるなか、介護を始めようとする人や、病気を抱えた人とその家族にとっては、さまざまな「知恵」と「希望」、そして人のつながり（ネットワーク）がこれまで以上に必要となってくる。本書がそれを考える一端となってくれれば嬉しい。

著者

二〇二〇年五月

第1章

いま、なぜ「在宅」なのか……1

第2章

第3章

在宅医療を始める

在宅医

訪問看護

訪問リハビリテーション

第4章 介護保険を使いこなす

在宅療養を助ける介護サービス

在宅ケアのお金のストレスを減らす

在宅ケアでは公的支援を賢く使う

第5章
在宅ケアをスムーズに進めるために……163

家族の「介護力」と本人の「自分力」

第6章

付録

資料編……1（巻末より）

第1章

いま、なぜ「在宅」なのか

自宅で死ねなくなった日本人

　家に往診を頼んだことのない人でも、団塊の私くらいの世代だと、黒い鞄をもったお医者さんが通りを歩いている姿が、原風景にある人は少なくないだろう。私は母を数年前に看取ったが、小学生のころだったか、亡くなったばかりの叔母の家に両親と一緒に駆けつけ、枕元に座って叔母の死に顔をのぞいた記憶は鮮烈に残っている。

　病気になって動けないときは、お医者さんに往診してもらい、死期を迎えれば家で死ぬ。かつてはどこでも見られた風景も、一九六〇年代に入ると急速になくなった。「在宅から病院」への転換が始まったのは、一九六一年の国民皆保険導入がきっかけとなる。当初は五割だった国民健康保険の自己負担率も一九六八年には三割に定着し、さらに一九七三年に田中内閣が〝福祉元年〟として七〇歳以上の老人医療の自己負担を無料にした。高度経済成長・列島改造ブームに乗って、病院のベッド数も急増したため、とくに高齢者は病気になればすぐに入院。最期を病院で迎えることが当たり前になった。

　一九五〇年代には八割近くの日本人が自宅で看取りを迎えていたが、二〇一〇年には病院死が八割以上となり、自宅での看取りはわずか一二・六％となっている。

　医療技術が進むと、これまで助からなかった人が助かるようになり、日本は世界一の長寿国になった。病院は「いのちを救う場所」なのだから、最善を尽くすべきという「医の論理」は「死なせない医療」となり、過剰な延命治療にもつながった。そのいっぽう、過剰な延命治療はいらないという声も高くなり、自宅で九三歳で看取った母は、八九歳で認知症になるまで「延命治療はいらないからね」と言っていた。

では、本当に日本人は病院で死にたいのか、というと、余命が限られた場合、「自宅で過ごしたい」人は八〇％（日本ホスピス・緩和ケア研究振興財団）。厚生労働省（以下、厚労省と略す）の調査でも、余命六か月以内の末期状態の患者の場合、「必要になれば医療機関を利用したい」を含め、「自宅で療養したい」と考える人は六割を超えている。

「在宅医療」との出会い

認知症になったおひとりさまの友人、丸子さん（八五歳・仮名・以下名前は同様）の介護にかかわるようになって一五年が過ぎた。有料老人ホームへの入所も提案しても、「自宅で生活したい」と言い張る彼女の願いを、どこまで支えられるのか。八年間続いた彼女の自宅介護を通して、医療と介護がスムーズにつながる「在宅ケア」のあり方を考え続けた。

それまで「在宅ホスピス」などについて書かれた本を通じて、うっすらとしか知らなかった「在宅医療」の姿が見えてきたのは、在住する世田谷区で「最期まで在宅」を考える区民の会に、二〇〇八年に参加してからのこと。区民向けのシンポジウムや講座を企画する中で、何人もの訪問診療医や訪問看護師、介護の専門職や介護家族から、医療が必要になったときの在宅ケアの現状を詳しく聞き、在宅医療は「看取り」のためだけではないことを知った。

厚労省が五年ごとに行っている「人生の最終段階における医療に関する意識調査」の平成二九年度報告書では、七割近くの人が「最期を迎えたい場所」として「自宅」を選んでいる。自宅以外を選んだ人が「最期まで在宅」はむずかしいと考えた理由で、突出して多いのは「介護してくれる家族に負担がかかる」と「病状が急変したときの対応に不安がある」の二つだった。ひとことで言うと、「患者と介護家族の負担と不安」ということになる。

しかし、私が講座活動で知ったのは、患者と介護家族の心を支え、病院と連携しながら病状の急変にも熱心に対応する訪問診療医や訪問看護師の存在だった。往診に同行させてもらう中で、私は彼らから「在宅でできないことはほとんどない」ということを教えてもらった。

在宅医療の対象は、ほとんどが「慢性期」か「終末期」の患者、つまり「治療」よりも、「看護・介護」が必要な人たちだ。手術や集中治療、先端医療には入院が必要だが、それ以外のほとんどの医療は在宅でも可能だということも知った。ドクターたちに診療同行させてもらうたびに、私は「おひとりさまでも、最期まで在宅生活ができますか?」という質問を繰り返した。「基本的には可能です。ただし、認知症の場合はちょっとハードルが高いですけどね」というのが、ドクターたちの答えだった。

国が進める「在宅」時代

「在宅から病院へ」の流れの中で高齢者人口が急増し、膨れ上がった医療費を削減するために、国は二〇一一年に「社会保障と税の一体改革」を打ち出し「病院から在宅へ」の舵を大きく切った。そして、それまで縦割りで分断されていた医療と介護をつなぎ、それぞれの地域に応じた「地域包括ケア」を進めていくことが示されたが、その目玉のひとつとして打ち出したのが在宅医療の充実だった。

この「改革」では団塊世代が七五歳以上になる二〇二五年に向け、さまざまな試算が行われた。二〇一一年には四八兆円だった医療・介護費（自費も含む）は二〇二五年には八三兆円になると見込まれ、公費負担は一九兆円程度から三六兆円規模にまで膨らむ見通しといわれている。それを削減し効率化しようというのが「改革」の目的だが、その背景にあるのが二〇二五年に七五歳以上になる団塊世代が、その後の「人生一〇〇年」に向け、徐々に最期を迎えていくときの「看取り場所」の問題だった。
二〇三〇年の「死」の内訳を、「今後の看取りの場所」として、厚労省が二〇〇六年に試算したことがある。それによると、病院で死ぬのは約八九万人、特別養護老人ホームなどの介護保険施設が約九万人を看取る。自宅で最期を迎えるのは約二〇万人。そして残りの約四七万人が「その他」。つまり、**自宅にもいられず、入院もできず、施設にも入れない看取り難民になる**、という試算だ。

多量死を看取るためには、病院のベッド数も施設も足りなくなる。そうした〝二〇二五年問題〟も見据えながら、国は二〇一二年の診療報酬・介護報酬のダブル改定を契機に、医療保険から介護保険に給付をつけ替え、病院を早期退院して患者が〝住み慣れた地域〟で生活することを促進し始めた。

病院ごとの役割分担も徹底することになった。発症間もない急性期の患者が入院治療を受ける医療機関を「高度」「一般」「亜急性期・回復期（リハビリ専門）」と再編し、適切な治療を受けて早期退院できるようにした。そして、早期退院した患者を受け入れるために在宅医療や訪問看護の充実を図り、在宅医療の利用者を二〇一一年度の一七万人から、団塊の世代八〇〇万人が七五歳以上になる二〇二五年度には二九万人に拡大しようというのが、厚労省の構想だ。

現状はどうだろう。都市部で「在宅医療」をネットで検索すると、無数のサイトが出てくるようになった。しかし、数が増えた分、質が問題となっている。いっぽう、地方に行くと「在宅医療どころか、診療医が高齢化して往診できなくなっています」という話をよく聞く。全国の二割に当たる三〇〇以上の地方自治体では、いまだに在宅医療の環境が整っていないという。では、患者はどこに行くのかというと「行き所がないので、病院に」と、少なくなったはずの「社会的入院」がしっかり残っていたりする。

介護保険サービスとの連携も、地域の介護サービス不足や、医療側と介護側双方の理解不足などで、なかなかうまく連携できていない。とくに深刻なのが、自宅生活を支えるヘルパーの不足。家族の介護力も低下し、「介護保険があるから」と、介護放棄をする家族も増えてきた。

問題は山積みだが、「病院」から「在宅」への流れは、これからも進んでいく。この本を書くために、友人・知人を通じて在宅医療についてのアンケートを取ったが、「在宅医療という言葉を知っている」という人はすでに七割を超えていた。「私たち自身が学ばねば」という意見も目についた。とはいえ、関心はあっても、在宅医療をどう利用したらいいのかわからない……。

というわけで、これから介護を始めようとする人や、病気を抱えた人とその家族、介護者が、実際に在宅医療を利用するときの手助けになる本を書いてみようと思った。おかげで認知症の友人は八年間、自宅で暮らすことができたし、私は四年間の遠距離介護を経て母を自宅で看取ることができた。ライター冥利といえるだろう。

「看取り」が中心ではなかった在宅医療

二〇一〇年に出版した、『男おひとりさま術』（法研）を書く際に、初めて友人・知人へのアンケートを試みた。一〇〇通も返信があればいいと思っていたら、五〇歳以上の男性一五二人が書き込み付きで返信してくれた。今回も介護や医療を利用する側が「在宅医療」をどう考え、どう利用しているのか、現状を体感してみたかった。

そこで「介護予備軍」「介護家族」「介護専門職」「介護を受けている当事者」の四種類のアンケートをつくって、友人・知人に協力を依頼すると三七四通の回答があった。内訳は予備軍一四九通、介護家族一一三通、専門職九八通、当事者一四通。しかも、書き込みが前回よりもずっと多い。

介護家族には六〇項目の質問をした。「在宅医療」という言葉に反応した人が回答してくれたためか、「在宅医療を利用している・利用していた」と答えた人は介護家族の約七割。そのうちの約九割が「在宅医療を利用してよかった」と答えていた。このアンケートの内容は本書の中でおいおい取り上げていくが、在宅医療を利用し始めた理由でもっとも多かったのは、認知症・老衰などで「通院が困難になった」（六六％）で、末期がんのケアを目的にしたものは一割にも満たなかった。緩和ケアは在宅医療がもっとも得意とする分野なので、今ならもっと多くなっているにちがいない。

アンケートに加え、一〇人を超える訪問診療医や訪問看護師に依頼し、一五〇人近くの患者さんのお宅に同行させていただいた。認知症の人、脳血管性疾患で片麻痺になった人、糖尿病などの慢性疾患を抱えた人、末期がんの人、それらの合併症を持つ人、交通事故で四肢麻痺になった人、お母さんのお腹の中で染色体異常を持ってしまった子ども、そして、おひとりさま、お互いに認知症を抱える老々夫婦、豪邸に住む人も、生活保護を受けている人も……。本当にさまざまな人生模様と暮らし方を見せてもらった。

往診同行の中で**「中途障害」**という言葉を聞いて、ハッと思った。中途障害というのは文字どおり、人生の途中で突然、見舞われる障害だ。ふつうは事故、難病、脳梗塞などの脳血管性障害によって障害が残った人たちに対して使われる言葉だが、認知症やがん、慢性病を抱えた人ばかりでなく、高齢になることも「中途障害」なのではないか、と気がついた。

「老い」は誰にでも必ずやってくる。がんや認知症や慢性疾患、中途障害は必ずしもすべての人にやってくるわけではないが、誰でも「老い」の中でそれに出会う可能性をもっている。在宅医療というのは、そうした中途障害の悪化を防ぎながら、最期を迎える日まで「より良く生きるため」のものなのではないか。そう考えたら、在宅医療がとても身近なものになってきた。

認知症の人のQOLを支える在宅医療……丸子さんの場合

認知症になった友人の丸子さんの介護者として、在宅生活六年目から在宅医療を利用し始めた。認知症と診断されてからいろんな山坂はあったが、比較的ゆるやかな進行をしてきた彼女の在宅ケアで、ケアマネジャーと私が悩んでいたのは、入院のストレスが契機で始まった「拒食」とからだを動かさないことによる「廃用症候群」だった。

ようやく見つけた認知症専門医のおかげで、拒食はおさまってきたが、デイホームもデイケアも散歩さえも全面拒否の彼女の運動不足を、どうしたらいいだろうと相談しているうちに、それまでにもさまざまなアイディアを提供してくれたケアマネジャーから提案があった。「訪問リハビリ、入れましょう」

依頼したのがたまたま在宅診療専門の在宅療養支援診療所（七四ページ参照）だったので、リハビリスタッフの理学療法士の訪問のほか、整形外科医で内科も診る医師の訪問が組めるという。そこまでは必要ないと一瞬思ったけれど、丸子さんが「拒食」に戻るのが心配だったことと、高血圧チェックと心筋症再発の予防を目的に体調管理を依頼し、認知症専門医との二本立てで、予防接種、風邪、便秘、下痢、骨折や打ち身といった日常的な疾患を診てもらうことにした。

一時は入退院を繰り返し、「在宅はもう無理」と言われた彼女だが、認知症専門医と在宅医に出会ってからは、六九歳で認知症の診断を受けてからの自宅生活で、いちばん穏やかで健康的な日々を送っているように見えた。

認知症グループホームに移った現在も、丸子さんは訪問診療を受けているが、利用は月一回とハードルはごく低い。通院や健康管理がうまくいかない認知症の人の場合、こうしたQOL（生活の質）を保つために在宅医療を利用する方法もある。以前は月二回以上とされていた訪問診療の回数も月一回からになったため、経過観察だけで済む人にはさらに利用しやすくなった。

自宅生活していたときは、週一回のリハビリと月二回の訪問診療に支払うお金は毎月九〇〇〇円程度。二四時間三六五日、定期診療以外の往診をあまり使うことはなかったが、いつでも駆けつけてくれる医療の存在は、おひとりさまを「近距離介護」する身としては、とても心強かった。

生きるための在宅医療……麻子さんの場合

麻子さん（四四歳）は、もっと本格的に在宅医療とかかわっている。二年前、六七歳の父が脳出血で倒れた。救急車で病院に運ばれたときはこん睡状態で呼吸ができず、気管切開で意識は回復したものの、左半身に重い麻痺が残った。回復期病院でリハビリをしたが左半身の機能は回復せず、座らせようとすると左に倒れてしまう。移動も車椅子でしかできなくなった。

回復期病院の担当医からは、リハビリは続けたほうがいいし、気管内に挿入したカニューレ（一八九ページ参照）の交換も必要だからと、退院後はもよりのリハビリ病院への通院を勧められた。しかし、入院中に要介護認定を受け担当になったケアマネジャーから、カニューレ交換もやってくれる訪問診療専門のリハビリ医がいる、と聞いた。

病院に通院をしていれば、イザとなったときに入院できるという安心感はあるが、そうすると麻子さんは通院のたびに、からだの弱い母に代わって仕事を休み、介護タクシーで父を病院に連れて行かなければならない。母と相談し、「ともかく一回、話を」と訪問リハビリ医を訪ねると、「訪問診療のほうが本人も楽かもしれませんね」と言われた。父の生活に合わせたリハビリもできるし、容態が変化したときには病院も紹介できる、と聞いて、在宅医療を選ぶことにした。

麻子さんはリハビリ医の定期訪問診療、理学療法士の訪問リハビリ、デイケアへの通所に加え、ホームヘルパーも入れて、家族の介護負担をできるだけ軽減した。救急病院ではすぐ外せると聞いていたのに、回復期の病院の主治医がなぜか外してくれなかったカニューレも、リハビリ医は「食べているのだから」と嚥下《えんげ》訓練を提言し、気管を閉じる手術をするために病院を手配してくれた。

そして今。父は外出するときには車椅子を使うが、家の中では自力で歩けるようになった。言葉は少し不自由だが、食事はふつうに食べられるし、着替えも時間をかければ自分でできる。次の目標は車椅子を使わずに、自宅周辺を散歩できること……。

看取るための在宅医療……幾代さんの場合

幾代さん（六一歳）は一〇年前、胃がんで入院していた父の看病中、母が病室で心不全を起こし、両親が同じ病院に入院するという経験をした。父はそのまま病院で亡くなり、母は完治してその後は安定していたが、八二歳のとき腹部動脈瘤を起こして入院し、手術した。

手術は成功し、退院後は自宅に戻ったものの、母は夜中にベッドから落ちて頸椎の圧迫骨折で再入院。検査をしているうちに、肺がんの末期になっていることがわかった。頸椎の骨折で四肢麻痺となり、ナースコールもできない状況。しかも、できることは痛みをやわらげる緩和ケアしかないと聞いて、幾代さんは自宅で母の最期を看取ろうと考え始めた。

幾代さんが気持ちを固めたのは「家に帰りたい？」と聞いたとき、それまで文句ひとつ言わずに堪えていた母が、コクンとうなずいたからだった。

病院の担当医に相談すると、「緩和ケアができる在宅医」が見つけられるのであれば、それもひとつの方法だと言われたので、幾代さんは自分自身のかかりつけ医に頼み、訪問診療を行う緩和ケア専門医を紹介してもらった。それから母のケアマネジャーと相談し、ホームヘルパー、二四時間対応の訪問看護師と在宅緩和ケア医による在宅ケアの体制を整え、姉との介護分担も取り決めた。

できれば「**眠るように最期を迎えさせてあげたい**」と考えた幾代さんは、退院前にもう一度、病院の主治医と相談し、母が手に負えないほど苦しんだときには、病院に戻れることを約束してもらった。在宅医と病院の主治医の二人体制はゼイタクと人に言われたが、自分の精神の安定のためにもいい選択だったと思う。

こうして実家で同居しながらの看取りが始まった。一か月ほど経ったとき、深夜、母が発熱した。在宅医に電話をかけると、もう少し高くなるかどうか様子を見るようにという指示。その夜は不安にかられ一睡もできず、これ以上、在宅は無理かもしれないと思ったが、二回目の発熱からは冷静に対処できた。

訪問看護師が「次に起こりそうなこと」をきちんと教えてくれたことも大きなちからとなった。幾代さんには、週に一回やってくる訪問診療医よりも、実際の処置をしながらいろんな相談に乗ってくれる訪問看護師に助けられた、という思いがある。結局、訪問診療医にも訪問看護師にも深夜の緊急往診を頼むことはなかったが、二四時間いつでも連絡が取れる、というのが安心だった。

母の顔つきが、病院にいるときよりもやわらいできたことも、「自宅に戻してよかった」と思ったことのひとつ。姉とは交代で母に付き添ったが、「お父さんも家に戻してあげればよかったね」という言葉が、どちらからともなく出たことがある。

母は二か月後、眠るように亡くなった。家での看取りは、想像以上に大変だったが、「看取りは目標があるので達成できるのかも」と思う。母の看取りから学んだのは「人生の最期はどうあるべきか」ということだ。「老いるとは」「死を迎えるとは」を日々考えさせられたことで、自分自身の準備にもなった、と幾代さんはしめくくった。

在宅ケア 昌子さん（五三歳）の意見

　在宅介護を一〇年続けたとか、仕事と介護をずっと続けている人もいる中で、私の体験などたいしたことはないと思いますが、住み慣れた場所で最期を迎えるには、条件が整わなければむずかしいのではないかと思いました。では、その条件は……。

①在宅で看取るには何人が必要なのか？

　介護は二四時間ですから、人手がないと、介護する人が倒れてしまいます。介護者が病気になってしまったら介護保険のサービスでは足りません。とくに夜が大変です。

②在宅を支える介護・医療の体制はあるのか？

　大都市には訪問による医療体制はあっても、地方ではそのような体制すらないこともあります。私の家族の場合、訪問リハビリなど受けたいサービスはあったのですが、地方の小都市では、そのような体制はありませんでした。今はどうでしょうか。また、介護・看護を受ける側の病気の程度や障害、認知症のあるなしなどによって、在宅ではむずかしいこともあるはずです。

③安定しているときはよいが、症状が急変したらどうするか。

　在宅で困るのは、病気が急変したらどうしよう、ということです。医療器具を使っている場合、停電したらどうするのか。

④介護している人が病気になったり、精神を病んでしまったら？

　介護を受けている人を、すぐに病院や施設に入れる体制はつくれるのか。病院と在宅医療の行き来は、スムーズにできるのか。

　ざっと考えただけでも、条件はたくさんあります。住み慣れた家で、家族に囲まれながら臨終を迎えるのが幸せな死に方、と安易に考えてはいけないと思います。

　在宅での看取りを決めたものの、うまく医療対応ができず、家族がショックを受けてしまい、病院のほうがよかったのでは？　と後悔を残した人もいました。まずは、訪問医療専門の医師、看護師が増えてくることを望みます。

「在宅」は本人も家族もある程度の覚悟（いざとなったらどこで死んでも仕方がない、という覚悟）が必要だと思います。その覚悟で自分らしく死を迎える、と思って日々を過ごせれば、パーフェクトといえなくても、それなりに満足して最期を迎えることができるかもしれません。

第2章

「在宅ケア」を実現するための準備

退院から在宅療養をスムーズにつなげる

突然、退院してほしいと言われて

病院の入院日数が短縮されているとは聞いていた。しかし、宇佐子さん（五八歳）はそれが自分の身に降りかかったとき、理不尽さにからだが震えた。宇佐子さんの母は、八三歳で誤嚥性肺炎にかかって入院する前は、認知症の気はあったもののトイレには自分で行っていたし、お風呂にもひとりで入っていた。ところが、一か月入院しているうちに歩けなくなり、認知症も悪化して、ボーッとすることが多くなった。

担当医は母に嚥下障害があることを理由に、口から食べることを許可せず、胃ろうを勧めた。宇佐子さんが拒否すると、「熱がなくなったので退院してほしい」と言われた。病院では鼻からの経管栄養を取っていたが、医師や看護師の目を盗んでゼリーなどを口に運ぶと、母はおいしそうに食べる。なぜ食べることが禁止されるのかと、担当看護師に聞いても「担当医とリハビリ担当者が話し合って決めたことですから」と、困った顔をするばかり。

寝たきりで口からの食事ができない状態になった母を、すぐには自宅に戻すことができないので、準備が整うまで退院を延ばしてくれるよう「医療相談室」に相談すると、病院併設の介護療養病床への転院を勧められた。見学に行くと、そこは胃ろうをつけた重症患者が多い古い施設。「ここでは母がかわいそう」と、途方にくれた……。

退院後のことは入院直後から

日本人の「三大死因」は①がん　②心疾患　③肺炎だったが、二〇一八年の統計では「老衰」が三位、肺炎が五位になった。しかし、九〇歳以上の高齢者では、宇佐子さんの母親のように、食道に入るべきものが間違って気管に入る「誤嚥」を起こし、それが原因で肺炎となる「誤嚥性肺炎」で死亡することが非常に多い。

高齢になると肺炎などによる入院をきっかけに認知症が悪化したり、筋力が低下して歩けなくなることは珍しくない。自宅で暮らしていた人が入院すると、ふだんの生活にはなかったことが始まるからだ。

ひとり暮らしをしていた私の父は、自宅で転倒し一晩倒れていたため肺炎を起こし、検査が必要とのことで入院をした。翌日、病院を訪ねると、父には膀胱がんによる頻尿があるからと、尿道カテーテルとオムツがつけられていた。食事は誤嚥を防ぐやわらか食となり、なぜかベッド上での食事となっていた。

父には使用されなかったが、「点滴を抜かないように」とミトンを両手につけられ「拘束」される人もいる。私が後見をしている認知症の丸子さんは、尿道感染などで数回入院しているが、病院に駆けつけると両手にミトンをつけられていた。そのたびに「おとなしい人なので外してください。拘束には同意しません」と言って外してもらっているが、言わないとつけられたままになる。

こうした入院前には考えてもいなかった変化に加え、入院中は三食付き二四時間三交替のケア。事故などのリスクを恐れる病院は「何も起こらない」環境をつくろうとするので、そうした状態から自宅に戻るのは、家族の介護力がアテにできる場合でも大変だ。だから、病院から自宅へとスムーズに移行するには、入院直後から退院後を考えて準備を進める必要がある。とりわけ、昼間に家族が不在の「日中独居」、おひとりさまや老々介護ともなると、自宅復帰のハードルはさらに高くなる。

自宅復帰をむずかしくしている最大の理由は、家族の存在が希薄になっていることだ。樋口恵子さんが「ファミレス（ファミリーレス）時代」と名づけたように、退院後の介護を家族に頼れない傾向はこれからますます増えていく。病院の退院支援室などのソーシャルワーカーに聞くと「家で世話ができないが、どうしたらいいか」という相談が、やはり多くなっているという。

ひとり暮らし、老々世帯の増加に加え、仕事や実質的な介護力の問題など、家族が自宅療養に前向きになれない理由はさまざまだ。その底にもともとの家族関係の問題を抱えている場合も少なくない。退院後はあっさりと「施設を紹介してください」という家族も増えているという話も聞いた。

いっぽう、在宅療養を行う患者について「在宅療養を選んだ理由」を聞いた調査では、「必要な在宅医療・在宅介護サービスが確保されたため」がもっとも多く、「家族等の介護者が確保されたため」「本人・家族が強く希望したため」の二点がそれに次いでいた。つまり、在宅ケアの大きな条件は**医療と介護サービスの連携**ということになる。

「退院支援」へと動く病院

実際、病院の入院日数は年々短くなっている。厚労省の資料で「一般病床」の平均入院日数を見ると、一九八四年には三九・七日だったのが二〇一八年には一六・四日と半分以下となっている。理由のひとつは、内視鏡など医療技術の進歩で、入院日数が短縮されたこと。もうひとつは、高齢者の入院者数を減らして医療費を削減するために、国が二〇〇〇年から**「医療費適正化計画」**を進めているからだ。

具体的にはひとりの看護師が受け持つ入院患者の数を区分し、手厚さによって医療費が変わるようにした。そして、入院日数が短ければ短いほど高い加算を一日あたりの入院基本料につけ、入院日数を短縮すれば病院の利益が増えるようにした。

さらに、国は「地域医療構想」のもと、急性期の入院治療を受け持つ大病院と、入院前や退院後のケアを受け持つ地域の診療所や中小病院の機能を分け、医療と介護、生活支援を連携させる「地域包括ケアシステム」づくりの中で、病院で治す「病院完結型」から、地域全体でケアを支える「地域完結型」への移行を進めた。「ときどき入院、ほぼ在宅」と朝日新聞が呼んだこの流れの中で、中小病院でも「地域連携室」などの退院支援部署を設置し、「退院支援」をする動きも始まった。

では、「退院支援」は具体的にはどんなふうに進むのか、東京大田区で地域に密着した医療を行う、東京蒲田医療センターの「医療福祉相談室」の例で見てみよう。同病院のベッド数は二三〇床。一〇年以上前から退院支援を続けている中規模総合病院だ。

ここでは患者が入院すると、看護師が病気や障害の状態、日常生活動作（ＡＤＬ）の状態に加え、生活環境、家族の状態、経済状態、要介護認定や障害手帳の有無などについて、**患者と家族に聞きながらスクリーニングシートを作成する**。そして、自宅に戻れるのか、戻った場合は、どんな医療と介護が必要なのかを評価し、「退院支援が必要」と判断された患者については、「医療福祉相談室」の医療ソーシャルワーカー（ＭＳＷ＝社会福祉士など）が相談を受け持つことになる。

脳出血を起こして急性期病院に入院。そこから転院してきた英治さん（六五歳）は、自宅に戻れるのかどうかが、非常に危ぶまれたケースだった。一時は人工呼吸器と透析が入ったが、それを脱したものの英治さんは寝たきりになっていた。

脳梗塞、脳出血などの脳血管疾患で入院した場合、通常の流れだと英治さんは次に、設備や医療スタッフのそろった**「回復期リハビリテーション病棟」**のあるリハビリ病院に転院する。ところが英治さんには腸ろうという問題があった。食事が取れなくなったため、急性期病院では胃ろうの設置が検討されたが、英治さんは体重が九〇キロもあり、胃が大きすぎたため胃ろうが設置できず、腸ろうをつけられていた。

急性期病院では転院先として東京二三区の病院を当たったが、腸ろうは下痢などを起こしやすく管理がむずかしいとあって受け入れ先がなく、英治さんの自宅がある大田区の同病院にリハビリ入院の打診があって転院を受け入れた、といういきさつがある。

看護師がスクリーニングで評価した結果、退院したときにいちばん問題となるのは、腸ろうの管理よりも夫と妻の体重差だった。英治さんが九〇キロもある巨漢なのに、妻の恵美子さんは四〇キロにも満たない。これでは英治さんが自力である程度動けるようにならないと、自宅に戻っても介護はむずかしい。

そこで相談室では入院後の一週間にカンファレンスを数回召集。担当医、病棟看護師、リハビリ・スタッフ、栄養サポートチームが参加して、入院中の治療方針、入院期間、看護やリハビリの目標、退院後の方向性（退院・転院）などを検討した。

英治さんは自宅に戻りたいという希望が強く、妻の恵美子さんもできれば自宅にと希望したため、医療面ではリハビリと管理栄養士による体重コントロールに重点が置かれ、障害が重度とあって、三か月を目標に「退院計画書」を作成した。

英治さんは六五歳なので介護保険のサービスが受けられる。相談室の助言で妻の恵美子さんが介護保険の要介護認定を申請すると一か月後に、英治さんはもっとも重い要介護五の認定が出た。恵美子さんは相談室の協力でケアマネジャーを探し、夫の意見も聞きながら、退院後の準備を始めた。

退院後の生活をどう支えるか

二か月半後、英治さんは左半身に麻痺が残ったものの、車椅子の使用とベッド周りの伝い歩きができるようになったので、今度はケアマネジャーや訪問看護師など「**在宅介**

護支援チーム」側を交え、退院前のカンファレンスを開いた。テーマは「自宅に戻ったあとの生活をどう支えるか」。

英治さんの場合、医療面で必要なのは訪問診療、訪問看護、介護面で必要なのは訪問リハビリの理学療法士、ホームヘルパーと、腸ろうの英治さんを受け入れてくれるデイサービスだった。訪問リハビリは病院が連携している理学療法士に依頼することになったが、問題はデイサービスだ。これについてはケアマネジャーが奔走し、受け入れてくれるところを探してきたので、これで退院への道筋がついた。

病院の「退院支援」では、退院支援看護師がかかわることも多い。さらに、英治さんのような中途障害を抱えた人には、**退院後の自宅生活整備**も必要になる。そこで、相談室など病院側のスタッフが、ケアマネジャー、福祉用具専門相談員とともに自宅を訪ね、家族と一緒に退院後の生活整備、障害の状態を考えたベッドや手すりの位置を話し合うという、自宅整備まで含めた退院支援を行う病院も増えてきた。

ときには病院でのカンファレンスに、ケアマネジャーのほか、訪問診療医、地域包括支援センターのスタッフ、区の保健師なども参加することがある。生活保護の必要性がある人には、生活保護の担当者なども参加する。

工場地帯で自営業の多い大田区は、生活保護を受ける高齢者率が都内でも高いことで知られている。このため相談室がかかわるのは入院患者の三分の一近く。お金がある人は有料老人ホームでも療養型の病院でも、自宅以外の選択肢があるが、お金のない人は「遠方の施設か、どんなリスクがあっても自宅しかない場合も」という現実に相談室のスタッフは悩む。低料金の特別養護老人ホーム（特養）や老人保健施設（老健）では、点滴をはじめとする医療が入ると拒否されることが多いため、重度の医療が必要な人は利用できないからだ。

栄治さんは自宅に戻ったが、一般病棟での治療が終わっても、在宅での療養生活に不安があったり、環境を整えるのに準備期間が必要な人もいる。そうした人たちの在宅復帰や地域の施設への移行支援をするために、二〇一四年から新設されたのが、六〇日間の期限でリハビリを行いながら退院サポートを行う「**地域包括ケア病棟**」だ。

二〇一九年六月時点での地域包括ケア病棟の届け出数は、全国で二四二四病院八万四八一三床。実は私の父も入院中に誤嚥性肺炎を起こしたため、退院を迫られる時期になっても自宅復帰がおぼつかなかったが、幸い入院していた病院にこの病棟があったので利用した。

ただ、地域ケア病棟の看護師の数は一般病棟よりも少ない。ケアスタッフが少ないため、「寝かされきり」になりやすいという点もあることを、付け加えておきたい。

病気によって退院支援は変わる

リハビリが必要な人の自宅復帰支援

どんな時点で、どんな支援が必要になってくるのか、先が読めない認知症やがんに比べ、脳血管障害（脳卒中）は、治療やリハビリの過程がある程度はっきりしている。

脳血管障害では、急性期から回復期では集中的なリハビリテーションを行う。急性期病院での基本的な治療方針は、一〜七日ではベッド上で段階的に起き上がり、ベッド上で手足の運動をしたり、ベッドに座る訓練をする。そして一週間から一四日、一四日から二一日の二段階で、座ったり、立ったり、病棟内を歩いたりし、日常動作を少しずつできるようにしていく。

言葉の問題があるときは言語療法も行い、その後、リハビリ専門病院への転院となる。リハビリ医療の入院日数は決められていて、脳血管疾患の場合、症状によって二つに分けられている。

脳卒中の場合の治療の流れ——急性期、回復期、療養期の居場所

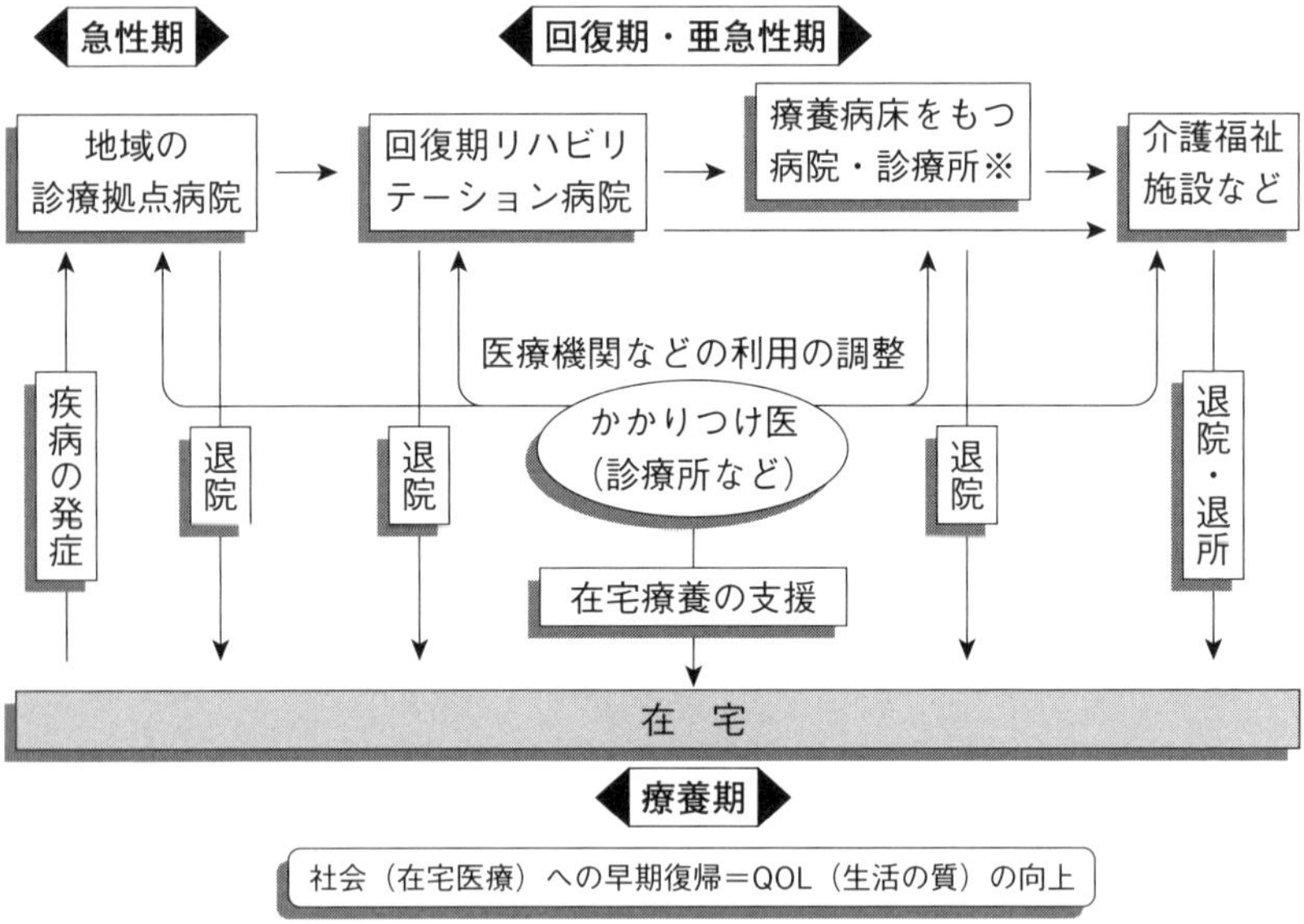

※診療所…入院施設のない、あるいはベッドの数が 19 床以下の医療施設。
※病院…ベッド数が 20 床以上ある医療施設。

①脳血管疾患、脊髄損傷などの発症または手術後二か月以内の状態、または義肢装着訓練を要する状態の場合は一五〇日以内。

②高次脳機能障害（記憶・注意・思考・言語・学習など知的な障害）を伴った重症脳血管障害、重度の頸髄損傷及び頭部外傷を含む多発外傷の場合は一八〇日以内。入院期間などの判断は医師によるが、一八〇日を超え

ると患者負担の割合が増え、病院の加算が少なくなる。

こうした制限があるため、退院を迫られた家族は、続けてリハビリをやってくれる次の病院探しに奔走することになる。前出の英治さんは回復期の病院から在宅療養を選んだが、病院や施設を転々としながらリハビリを続けようとする人もいる。

二〇〇六年の診療報酬改定から「地域連携診療計画管理料」が新設され、脳卒中と大腿部頸部骨折について、急性期の病院から在宅療養まで患者が切れ目のない医療を受けられるよう**「地域連携クリティカルパス（地域連携パス）」**が使われるようになった。

連携パスというのは、患者の病状や障害の内容、日常生活評価などを医師やリハビリ・スタッフ、看護師らが書き込んだ診療計画表のこと。中核病院から開業医、介護施設を含む幅広い職種の「共通言語」となるということで、医療保険適用にして国が推進し、現在、この地域連携パスはがん、糖尿病、さらには認知症にも広がっている。

◉**「リハビリテーション医療実施医療機関名簿」の御案内**（東京都福祉保健局）
https://www.fukushihoken.metro.tokyo.lg.jp/iryo/sonota/riha_iryo/meibo_info.html　東京都内のリハビリテーション医療実施機関や情報を網羅

末期がんの人の自宅復帰支援

和子さん（七二歳）は、三年前にお尻が痛くなってトイレが困難になった。痔だと思って市販の薬をこっそり自宅でつけていたがよくならず、そのうちに〝痔〟が飛び出してきたので、肛門科を訪ねた。お尻を一目見た医師は直腸がんの可能性を告げ、地域の中核病院を二つ提案してくれた。そのひとつへの紹介を受けて手術をし、和子さんは人工肛門（ストーマ）をつけた。

経過はよかったが二年後にがんが再発。化学療法を開始して自宅と病院を行き来した。三クール目が終わったところで、息子の健治さんは医師から次の治療はもうないと聞かされた。余命は何ともいえないが一年もつかどうかと告げながら、医師が提案したのは、とりあえず自宅に戻って療養し、痛みが激しくなったら緩和ケア病棟かホスピスに入るか、あるいは自宅で緩和ケアを受けながら最期まで過ごすか、というものだった。

和子さん本人はまだ治療中だと思っているが、今回の化学療法中も病院暮らしはイヤだと言っていた。だから、住み慣れた自宅で最期まで過ごさせてやりたい。でも、痛みが出たらどうするのか。病状が急変したら、食事ができなくなったら、呼吸が苦しくなったらどうするのか。ストーマの管理が家族にできるのだろうか……。

健治さんが心配を打ち明けると、医師はこう説明してくれた。自宅でもがんの苦痛は取り除くことは可能で、「緩和ケア」のできる訪問診療医や訪問看護師もいる。自宅にも酸素濃縮装置を入れられるし、食べられなくなったとき、必要があれば経管栄養を送り込む自動輸液ポンプも使うことができる。ストーマの管理は訪問看護師がやってくれる。でも、いちばん大切なのは、和子さんの不安をやわらげる環境をつくること……。

健治さんが在宅療養を選んだので、病院の地域連携室は日ごろから連携している訪問看護ステーションに連絡し、がんの緩和ケアができる在宅医について打診をした。訪問看護ステーションが連携する在宅医の中から緩和ケアの得意な二名の医師を紹介すると、病院ではそのうちのひとりと連絡を取り、訪問看護ステーションに看護を依頼した。

その後、和子さんの家には訪問診療医が週一回訪問して経過観察と痛みのコントロールを行い、週三回訪問する訪問看護師が和子さんの精神ケアをしながら、ストーマ交換をしたりからだの清潔を保つことになった。便には皮膚を荒らす成分が含まれているし、皮膚保護材やテープも皮膚のトラブルの原因となる。和子さんの心のケアをしながらお湯と泡を使ってゆっくり装具を交換するのは、訪問看護師の大事な仕事だ。

三世代同居の家なので、ときには三歳の孫もベッドサイドに来て、再装着の際のテープ貼りを手伝ってくれる。飼い猫も和子さんの部屋で眠っているし、自分の手芸作品も部屋中にあふれている。「もっといろんなものをつくりたいけど、座れないのでミシンが踏めないのよね」と和子さんは明るく笑った。健治さんは告げていないが、残りの日々がそれほど長くないことを、和子さんは自分のからだの調子で知っているようだ。

医療情報を病院からもらってくる

末期がんの在宅療養期間は短いが病状の変化が大きく、時間の経過とともに病状が悪化するのが特徴だ。痛みに加え、からだのだるさ、食欲不振、吐き気やむくみ、発熱、腹水などの症状が起こってくるため、麻薬をふくめた痛みのコントロールや医療機器の使用のほか、点滴、人工栄養、酸素吸入、輸血などの医療処置を行うこともある。

和子さんのように、病院の地域連携室が在宅医療につないでくれたり、患者や家族が自分で緩和ケアができる在宅医や看護師を探すことができれば、末期がんでも安心して自宅療養ができるが、大学病院やがんセンターのような大きな医療機関では、「**がん診療連携拠点病院**」や、緩和ケア病棟、ホスピスの一覧表などの情報を提供することはあっても、地域の在宅医療になかなかつないではくれない。

地域に根差した西東京市の中規模病院、田無病院の医療福祉連携部には、そうした大病院を退院後、わらをもつかむ思いの地域の家族から「いざというときに入院させてほしい」という相談が入ることが少なくない。

家族を支援する医療福祉連携部の高岡里佳さんの悩みは「**家族から正確な情報が得られにくい**」こと。家族は医療側の話を家族なりの解釈で伝えてくるので、正式な診断名は何か、どんな経過だったのか、今の病状は本当のところどうなのか、予後があるとすればそれはどのくらいなのか、といったことが、うまく伝わってこないという。

高岡さんのような相談スタッフがほしいのは、それまでかかっていた医療機関からの情報だ。正確な情報があると、医師にも具体的な相談がしやすいという。いちばんいいのは、今までかかっていた病院の担当医に「**診療情報提供書**」を書いてもらうこと。

これは担当医から別の医師へと患者情報を提供する書類で、病院や医師の希望があれば、その病院や医師に宛てて書いてもらう。また、希望する医師や病院がないときは、「宛先のない診療情報提供書を書いてください」と担当医に頼み、それをコピーして自分で病院や医師を探すこともできる。

もらうのは「紹介状」でもいいのだが、診療の経過が書いてある診断情報提供書のほうが、内容が濃くなる可能性が高い。入院していた病院から在宅医療を含めた他の医療機関に移るとき、**病院からもらってほしい「三点セット」**は、この「診療情報提供書」と「検査データ」、そして、ときには担当医の情報よりも正確な病棟看護師の看護要約記録の「看護サマリー」。これは患者の医療情報の基本なので「言葉だけでも覚えておいてください」というのが、高岡さんの助言だ。

がんの相談はまず「がん診療連携拠点病院」で

がんについての問題を抱えたとき、最初にチェックしてほしいのが、もよりの「がん診療連携拠点病院」の相談窓口。がんに関しては、全国どこでも質の高いがん医療を提供することを目的に、全国四三三か所（二〇一九年六月現在）の拠点病院を国が指定している。ここでは専門的ながん医療を提供するとともに、地域でがん診療ができる医療機関との連携協力体制をつくり、がん患者に対する相談支援、情報提供なども行っている。

全国の拠点病院に設置されている「**がんの相談窓口**」では、がん専門相談員の研修を受けたスタッフが、がんに関する情報を提供したり、質問や相談を受けている。病院によっては、相談の内容に応じて、専門医やがんに詳しい看護師（認定看護師、専門看護師）、薬剤師、栄養士などの専門家が対応できる連携体制を整えているところもある。

がん診療連携拠点病院の中心となる国立研究開発法人国立がん研究センターの「がん情報サービス」（一般の方向けサイト）には、がんの解説、全国の拠点病院、緩和病棟のある全国の病院、各都道府県のがん関係情報、がんと付き合うための情報などが満載されている。インターネットを使える人は、まずはここを情報収集のスタートにするといい。

また、日本人に発生する頻度の高い肺、胃、肝臓、大腸、乳房に出来るがん（「五大がん」）については、手術などの入院治療が終了して容態の安定した患者を対象に、拠点病院などの専門医と地域のかかりつけ医が、役割分担をして外来治療や経過観察を行う**がん地域連携クリティカルパス（がん連携パス）**が運用されている。

これは患者の五〜一〇年先までの診療計画を一冊の手帳にまとめたもので、患者が受診する際、この手帳を持参することで、専門病院の医師、かかりつけ医、その他の医療機関などが患者の治療経過を共有でき、より適切な診療が可能になるという。

医療機関の役割分担は、日常の診療や症状が落ち着いているときの投薬はかかりつけ医が行い、手術などの治療を受けた病院で節目に受診する。連携パスは手術などの治療を行った病院の主治医が、医療連携が患者の診療に適しているかどうかを吟味し、患者と家族に同意を得た上で使用を開始する。対象は「治療が完了し、容態の安定した」患者となっているので、詳しくは手術や治療を受けた病院に聞くといい。

対象となる疾患は「五大がん」が基本だが、東京都では前立腺がんも加えて六種になっている。東京都福祉保健局のホームページでは、連携パスの中身を見ることができる。

◉国立がん研究センターがん情報サービス「病院を探す」
https://hospdb.ganjoho.jp/kyoten/
◉東京都医療連携手帳（がん地域連携クリティカルパス）
https://www.fukushihoken.metro.tokyo.lg.jp/iryo/iryo_hoken/gan_portal/chiryou/critical_path.html

緩和ケアについて知る

緩和ケアというと、治療法がなくなった末期のがん患者が受ける痛みの治療、というイメージが根強い。しかし緩和ケアは本来、がんなどの病気が引き起こすからだの痛みを取るだけではなく、心の痛みもやわらげながら、患者の生活やその人らしさを大切にするという考え方。医療的な治療に限らず、さまざまな場面で患者と家族を幅広くサポートしていくものだ。

だが、ふつう緩和ケアと聞けば緩和ケア病棟（ホスピス）がまっ先に頭に浮かんでくる。実際、そこでの対象はがんとエイズに限定されているが、ほかの病気でも早い時期から受けて痛みがやわらげば、患者は心もからだも楽になるということで、**緩和ケアの**

考え方はがん以外の病気にも少しずつ広がってきた。

がん患者が入院して緩和ケアを受ける場合は、緩和ケア病棟を利用することになる。がん診療連携拠点病院の指定を受けている医療機関には、緩和ケアに対応できる機能があり、外来診療や在宅療養についても対応が進んでいる。

とはいえ、緩和ケア病棟の数は少なく、全国で四三一施設。もっとも多い福岡県で七二五床、東京都でも六四八床しかない（二〇一九年十一月一日現在）。しかも入院には審査があり、がんを告知されていない人、意思決定が困難な認知症の人、抗がん剤治療を続けながら緩和ケアを受けたい人は対象外となるなど、入院の門戸は狭い。

病状によっては、入院までに時間がかかるので間に合わないこともある。審査を受けるには外来を受診するが、それに二～三週間かかり、審査に受かってもベッドが空くまでには、早くても二～三週間。合わせて数か月かかることも珍しくないからだ。

緩和ケア病棟はホスピスとも呼ばれている。しかし、ホスピスは「建物ではなくそのプログラム」を指す、とする考え方もあり、あえてホスピスを名乗る病院もある。これは自宅での終末期ケアを行う在宅医療を「在宅ホスピス」と呼ぶことにもつながっている。

がんに限らず在宅療養では、病状が悪化して検査や治療が必要なときや、家族が日ごろの介護からほっとできるレスパイト（休息）病院がほしいときがある。そのための医療機関や緩和ケア病棟、ホスピスを考えておくことはとても大切だ。

厚生労働省から「緩和ケア病棟」として承認を受けた施設の医療費は定額制になっている。入院料は入院三〇日以内の場合、一日あたり五二〇七点×健康保険の自己負担率なので、一割負担だと五二〇七円、三割負担だと一日あたり一万五六二一円となる。その他に食事療養費や室料差額など医療保険適用外の費用がかかる。

緩和ケア病棟では、**緩和ケアチームが担当する**ことが多い。これは医師、看護師、薬剤師、ソーシャルワーカー、心理士、栄養士、リハビリ・スタッフなどのチームで、全国のがん診療連携拠点病院には、すべて緩和ケアチームがある。

ただし、緩和ケアチームによる診療を受ける場合には、**入院にかかわる医療費などに加え、緩和ケア診療加算**として定額の費用がかかる。緩和ケア診療加算の費用は一日あたり三九〇点×健康保険の自己負担率。一割負担で三九〇円、三割負担では一日あたり一一七〇円が医療費に加算される。

緩和ケア病棟に二〇日間入院して緩和ケアチームの支援を受ければ、三割負担だと医療費は四〇万円程度になるが、高額療養費制度（巻末資料一一ページ参照）が利用できるので、実際に支払うのは八万円程度。自費の差額ベッド代は施設で異なるが、どの施設にも無料の病室があるので担当医や看護師などに相談してみるといい。

【緩和ケア病棟やホスピスを探す】
◉国立がん研究センターがん情報センター：緩和ケア病棟のある病院を探す
https://hospdb.ganjoho.jp/kyotendb.nsf/fTopKanwa?OpenForm
◉日本ホスピス緩和ケア協会：緩和ケア病棟のある施設一覧（協会会員）
https://www.hpcj.org/uses/pcumap.html

自宅での緩和ケア（在宅ホスピス）

病院のほうが安心できる、という人もいるだろうが、多くの人にとっては住み慣れた自宅はもっともくつろげる療養環境だろう。緩和ケアができる医師と看護師がいれば、ほとんど病院と変わらない内容で在宅療養が受けられることは、和子さんのケースでお伝えした。実際、住み慣れた自宅のほうが緩和ケアに適している、という医師は少なくない。最近では麻薬など薬の処方をサポートする訪問薬剤師も、**「在宅ケアチーム」**の一員としてかかわり始めている。

入院中、患者の生活は病院の都合に合わせて決められているが、自宅での生活のペースは患者が主体。介護スタッフを含めた「在宅ケアチーム」とともに、家族がそれを支えていく、という形になる。自宅だけでなく、介護保険三施設以外の施設やグループホームなどでも、訪問診療医や訪問看護師が入って在宅緩和ケアが受けられることもある。

前項でもふれたが、**在宅ケアの大切なポイントは、病院とのつながりを保つこと。**「最期まで自宅で」と決めたとしても、病状によって本人と家族は何度も揺れ動くので、一時入院ができる病院や緩和ケア病棟やホスピスの存在は大切だ。そのためにも訪問診療医を通じて病院の担当医や緩和ケアチームとのつながりを保ち、必要に応じて治療や助言を受けることができる態勢をつくっておくことが重要となる。

とはいえ、在宅緩和ケアができる診療所や看護ステーションは、現実的にはまだ少ない。そこで、病院の専門医や看護師が、地域の診療所の医師や訪問看護ステーションの看護師と一緒に患者宅を訪問すると、報酬がつくようになった。地域の病院と、医療・福祉の専門職が学習会などを通じてネットワークをつくり、顔の見える関係で緩和ケアなどに取り組んでいるところは出てきているが、こうした連携にさらに弾みがつくと、患者と介護者の安心感も高まるはずだ。

ちなみに「痛み」を医師や看護師にどう伝えたらいいのか。医療現場でよく使われているのは、次ページのような「フェイススケール」だ。痛みを伝えるときの参考にしてほしい。

痛みを伝えるときの大切な点

時期	痛みは一日中あるか、どんなときに痛いのか、たいていはよいけれど時々急に痛くなるのか、など。
場所	どこが痛いのか、一か所か広い範囲なのか、痛む場所はいつも同じなのか、など。
感じ方	鋭い痛みか鈍い痛みか、ビリビリ、ジンジン、ズキズキ、しびれた感じ、ヒリヒリ、キリキリ、締め付けられる感じ、など。
日常生活への影響	トイレやお風呂のときつらい、眠れない、食べられない、からだが動かせないのが困る、座っているのもつらいなど。
痛みの程度	これまでに感じた最も強い痛みを「10」点、全く痛みのない状態を「0」点とすると、今回の痛みは何点ぐらいか、など。 **●痛みを顔で表すときの例** 痛みの治療を受けるとき、日々「痛み」の変化を記録しておくと役に立つことがあります。 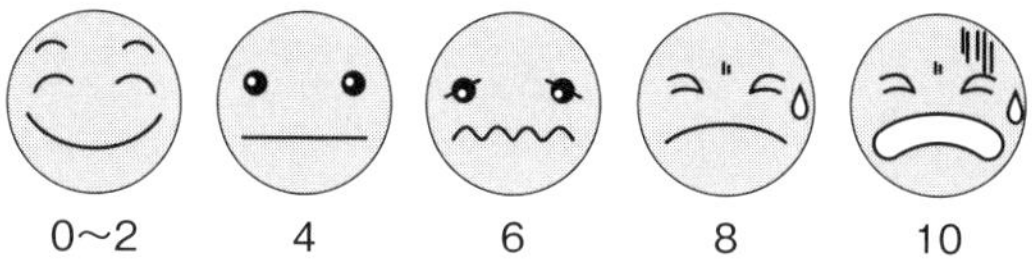 0~2　4　6　8　10
痛み止めの効果	途中で切れる、全体的に少しやわらいだ、ほとんど効果を感じない、など。

国立がん研究センター　がん情報サービスを参照

◉「末期がんの方の在宅ケアデータベース」 日本在宅ホスピス協会 http://www.homehospice.jp/ 全国各地の「在宅ホスピス」が探せる
◉日本ホスピス・在宅ケア研究会 http://www2.toshiseikatsu.net/hospice/

認知症の人の自宅復帰は？

智子さんの母の菊枝さん（八四歳）は、認知症で要介護二。仕事と家庭をもっている智子さんは、車で一時間ほど離れたところに住んでいる。ひとり暮らしの母はトイレや食事は何とか自分でできるので、日中はヘルパーとデイサービスで対応し、夕食だけ智子さんが仕事帰りに寄り、ヘルパーが用意した食事などを食べさせていた。

菊枝さんは糖尿病の持病があるため、近所の診療所に通院し、投薬と血液検査を受けていたが、血糖値が急激に上がったため、血糖コントロールを目的に入院した。入院前の菊枝さんは、もの忘れは進んでいるものの、買い物に出て戻れないことが数回あった程度。ところが、入院中に歩行が不安定になり、夜はベッドから頻繁に離れるので、柵などで拘束されてしまった。病院側によると騒いだりすることもあるという。

病院からは治療が終わったので退院を、と言われているが、母親にはひとり暮らしはもうできないのではないか、と智子さんは悩んでいる。しかし、狭い自宅に引き取って同居するのはむずかしいし、仕事をやめて介護するわけにはいかない。

ケアマネジャーは、拘束されると急激な変化が起こることがあり、家に戻れば落ち着くことが多いので、家族に数日泊まってもらって様子を見ましょう、と言っている。ホームヘルパーも替えると拒否が出ることがあるため、なじみのヘルパーが続けて入り、デイサービスも同じところに戻るよう手配をしてくれるという。しかし、糖尿病のある母親が通院できなくなったときのことを考えると、智子さんの心配は募るばかりだ……。

厚労省が方針転換した認知症ケア

認知症の人が病気になったとき、介護者は病院探しに苦労する。手のかかる認知症の人を受け入れてくれる病院は増えてきたとはいうものの、嫌がる病院も少なくないからだ。入院できても、智子さんの母のようにＡＤＬ（日常生活動作）が低下したり、それまでなかった周辺行動が出ることが少なくないので、今度は退院後の苦労が待っている。

とくに入院前にひとり暮らしだった認知症の人が、再び自宅で暮らすのには多くの支援を必要とする。施設を考える家族も少なくないが、その施設も順番待ちでなかなか入れない。介護を受けている認知症の人で在宅は約半分。残り半分は特別養護老人ホームや老人保健施設、認知症グループホーム、医療機関に入所・入院しているが、**入院しているのは大半が精神科病床というのが現実だ。**

厚労省は介護が必要な認知症の高齢者が四六〇万人を超え、六五歳以上の七人に一人は認知症、というデータを二〇一五年に出した。団塊世代が七五歳以上になる二〇二五年には、五人に一人が認知症になると推計されている。

高齢化に加え、医療機関で診断を受ける人が増えてきたことで、認知症の人が増えるのは当然といえば当然だが、想定以上のスピードで認知症の人が増えてきたため、厚労省は二〇一二年に「オレンジプラン」を打ち出し、「標準的な認知症ケアパスの作成・普及」「早期診断・早期対応」「認知症初期集中支援チーム」の設置などを掲げた。

また、二〇一五年には政府として「新オレンジプラン」を打ち出し、新たに「医療と介護の連携」「研究開発」「地域づくり」を加え、認知症施策を進めてきた。認知症の人やその家族の視点を重視するとして、「認知症初期集中チーム」の拡大、「認知症サポーター」の普及、「認知症疾患医療センター」の設置、「認知症地域支援推進員」の拡充なども含まれたが、認知症に対する精神病院の役割を重視することも盛り込まれている。

地域で認知症をどう支えるか

研究が進み、認知症の本人たちが声を出し始めたことで、認知症に対するとらえ方も変わってきた。「認知症は困った病気」から「誰でもなりうる障害」と考えられるようになり、がんのように「叩いて病気を治す」のではなく「生活の中の困難を補う」ことで、症状を穏やかにするのがケアのあり方だという認識も深まってきた。

新オレンジプランでは、二〇二〇年の目標として、認知症サポーターを一二〇〇万人、認知症サポート医を一万人養成し、認知症疾患医療センターを五〇〇か所、初期集中チームを増やすことを掲げた。この目標値はおおむね達成され、二〇一四年に四一か所だった初期集中チームも二〇二〇年には七〇〇か所を超えた。地域で認知症の人や家族、住民、専門職が気軽に集まることができる「認知症カフェ」は七〇〇〇か所を超え、認知症の人たちが集う「本人会」も少しずつ増えている。

政府は二〇一九年六月、「認知症施策推進大綱」（以下、認知症大綱）を取りまとめ、認知症関係施策を強化し、認知症になっても住みやすい社会をつくる「共生」と、発症や進行を遅らせる「予防」を車の両輪に位置づけ、それらに関する数値目標を定めた。「予防」に関しては当事者団体や多方面からの批判が強かったことで、「認知症にならない」から「認知症になるのを遅らせる」「認知症になっても進行を緩やかにする」へと再定義。当初の「予防と共生」から「共生と予防」へと順番を入れ替えている。

認知症の人の退院支援

入院の継続を望む家族にとっては、入院期間がますます短くなっていることは悩みの種。しかし、入院生活は安心感のある反面、長期間になればなるほど身体機能や認知機能の低下につながる。とくに認知症の人にはできるだけ早期退院をし、もとの生活に戻すためのケアを考えることを勧めたい。

とはいえ、自宅復帰には準備が必要だ。本人の身体や認知機能の状態は入院前よりも悪化し、家族の負担が大きくなることが多い。それに対応するためには、要介護度を上げる「区分変更」を行い、ヘルパーの訪問やデイサービスの回数を増やすという方法もある。本人がまだ入院しているうちに、ケアマネジャーと相談してみよう。

また、認知症の症状が悪化したり、それまでの医療機関への通院が困難になっているのであれば、家族の相談役にもなってくれる訪問診療医や訪問看護師の存在が必要となるだろう。低下したからだの機能を戻すために、デイケアやリハビリ重視のデイ、訪問リハビリなどの利用も、ケアマネジャーと一緒に考えたい。

それまでの介護保険サービスは使えなくなるが、デイサービスへの「通い」に「泊まり」とヘルパーの訪問を組み合わせた通所施設「小規模多機能型居宅介護」は、認知症の人に適しているといわれる。そんな施設の利用も選択肢のひとつとなるだろう。

まだ、ご近所さんなどに本人が認知症になっていることを伝えていないのなら、退院を機会に知らせて、協力してもらうのもひとつの方法だ。地域には「認知症カフェ」や「介護家族会」などもあるので、家族だけで抱え込まない態勢を整えたい。

各市区町村には「認知症ケアパス」の作成が義務付けられている。ここには医療機関をはじめ、認知症カフェや介護家族会など地域の資源も掲載されているので、役所の高齢担当窓口や地域包括支援センターで入手するといい。

【認知症に関する電話相談】

◉認知症の人と家族の会　〇一二〇-二九四-四五六　月～金　一〇～一五時

◉若年性認知症コールセンター〇八〇〇-一〇〇-二七〇七　月～土、一〇～一五時

【認知症専門医についての情報】

◉日本認知症学会　http://dementia.umin.jp/

◉日本老年精神医学会　http://www.rounen.org/

退院前に病院と話し合っておきたいこと

入院中の生活では、誤嚥性肺炎のリスクを恐れて、食事がペースト状のままだったり、オムツをつけられることで、トイレでの排泄習慣がなくなったり、人とちゃんと話す機会がなくなり、終日寝ていることが多くなる。機能を落とさないために、リハビリや口腔ケアは行われるものの短時間で、寝かされきりの生活が続くため、もともとの生活習慣が失われやすい。退院後のテーマは、これをどこまでもとの生活に戻せるかだ。

退院前には病院からの説明があるが、病院は治療が目的なので、退院後の生活をもとに戻す方法まではなかなか教えてくれない。退院後の食事、排泄、リハビリを考えるのは在宅医療や在宅介護スタッフと家族・本人の努力となるが、医療面に関しては最近では病院も地域の医療・介護と連携するようになってきた。自宅に戻ったときに備えて聞いておきたいことをいくつか挙げてみると……。

①病気はこれからどうなっていくか。
②日常生活で、してはいけないことがあるのかどうか。
③日常生活で気をつけることは？（食事、運動、排尿、排便、入浴、外出、旅行、仕事など）

④すぐに病院に連絡した方がよい症状は？
⑤自宅で予測される事故は？（転倒、骨折、ベッドからの転落、誤薬、チューブ類が抜けるなど）
⑥病状が悪化したときや、緊急事態が起こったときには？（入院していた病院に戻れるのか、連携病院はあるのか）
⑦医療器械を使用しているときに、トラブルが起こったら？（故障時の対応、業者との連絡、停電時の対応、メンテナンスの方法など）

退院前に家族で考えておきたいこと

退院前には、家族が話し合っておきたいこともいくつかある。とくに本人が高齢でいつ何が起こるか予測のつかないときや、看取りを控えたときには、自宅に戻すにも施設入所を考えるにも、家族やきょうだい間の「合意」が重要なポイントとなる。それをしないまま介護を続けていると不公平感が募り、財産分与を含めたさまざまなもめごとの原因となることが少なくない。

基本になるのは「本人がどうしたいのか」。本人の希望が聞ける状態ならまっ先に聞き、自宅での介護は可能か、可能ならどんな環境整備をするのかなど、家族がおのおのの役割分担を決めながら、本人の希望をどう実現できるかを考えることが望ましい。

人生の最終章の医療や延命治療などに関しても、元気なときに気持ちを聞いたり、「事前指示書」を用意しておけば、それを「本人の希望」とすることができるので、まだ聞いていない場合は、退院をきっかけに親子同士の話し合いをしてほしい。

どんなケアをどこでどうやって続けていけるのかは、介護保険サービスや在宅医療などを、どう駆使していけるかにもかかっている。家族間の合意がうまく取れないときは、病院の医療ケースワーカーや、介護保険を利用しているのであればケアマネジャーに話し合いに入ってもらい、どんな公的サービスがあるのかなどの説明を受けるのもひとつの手。家族のいないおひとりさまにとっては、こうした支援が必須となる。

退院時に先のことまで決めるのはむずかしいが、在宅療養に入ると本人も家族も揺るしブレる。症状が変われば最初の合意もどこへやら、家族間で大モメになることもあるが、その幅を少なくするためのスタートが、退院時の話し合いだ。

胃ろうを勧められたら

温子さんの父親の貞夫さん（七四歳）が、誤嚥性肺炎で入院した。二〇〇五年に脳梗塞を起こしてからできないことが少しずつ増え、最近は食事も介助が必要になった。入院後は感染症で一時はあわやの状態にもなったが、持ち直していい状態になっている。けれども、病院の耳鼻科で内視鏡を使って嚥下の状態を調べたところ、誤嚥を起こす危険性が高いということで、温子さんは担当医から胃ろう（ＰＥＧ）の提案を受けた。

担当医は貞夫さんが七四歳とまだまだ若いので、胃ろうにすれば肺炎も防げ、長生きできると言うが、新聞やテレビを見る限り、胃ろうがいいものだとは温子さんには思えない。病院で経鼻栄養を続けている貞夫さんに聞くと「**やっぱり口から食べたいよな**」と言うので、胃ろうを断りたいが、そうすると担当医に見放されるようで心細い。「つけないと、いのちの保証ができません」と言われたりすると、どうしたらいいのかわからなくなってしまう……。

現在、日本では二六万人以上の高齢者が、胃ろうの造設を受けているといわれている。胃ろうというのは内視鏡を使って胃の中をのぞきながら、胃の上の皮膚から小さな穴を通してチューブを設置し、胃に直接、液体の栄養を入れる「経管栄養」のひとつ。もともとは口から食べられなくなった子どものために、一時的な栄養補給方法としてアメリカで開発されたものだが、日本では栄養補給だけでなく誤嚥性肺炎予防として、回復する見込みのない終末期の高齢者や、進行した認知症高齢者に胃ろうが過剰に設置されるようになった。

世田谷区の特養の施設医師、石飛幸三さんが『「平穏死」のすすめ』（講談社）で特養での終末期の胃ろうのあり方を告発して以来、胃ろうは国民的議論となった。これまで胃ろうがあまりにも安易に設置されてきた反動で、胃ろう＝悪玉と考える傾向も出てきた。

しかし、本人の年齢と症状によっては、**胃ろうがベストの選択になることもある**。典型的なのは、難病や低酸素脳症などで、口から食べることができなくなった若い人たち、さらに脳梗塞などで嚥下ができなくなってしまった人たちだ。

胃ろうはつける前に医師とよく相談を

混乱のもととなっているのは、「胃ろうはつけたらもう食べられない」「いったんつけたら途中ではずすことはできない」という誤解だろう。しかし、胃ろうをつけても、実は併用して口から食べることもできるし、嚥下訓練を続けて胃ろうをはずし、再び口から食べられることも少なくない。東京大田区で認知症の人を中心に訪問診療を続ける高瀬義昌さんは、「本人とのやりとりができ、本人が望むのであれば胃ろうは造設してもいい。でも、本人が自分の思いを表現できなくなっているのなら、家族がつよく望まない限り、胃ろうはいらないと思いますよ」と語る。

胃ろうには「ハッピーな胃ろう」と「アンハッピーな胃ろう」があると言うのは

『「平穏死」10の条件』（ブックマン社）や『胃ろうという選択、しない選択』（セブン&アイ出版）を書いた尼崎市の在宅医、長尾和宏さん。長尾さんは医師がなぜ胃ろうを入れるのかについて、「もし入れないと〝飢え死にさせた〟と訴えられるかもしれないから」と看破しているが、これは逆に胃ろうをはずしたら「殺人罪で訴えられるのではないか」という医師側の懸念にもつながってくる。

こうした現状を受けて日本老年医学会では、延命が期待されたとしても、本人の尊厳を損なったり、苦痛を増大する場合は、**「胃ろうなど人工栄養の中止、撤退も考慮すべき」というガイドライン**を出した。

胃ろうをつけると、患者の半数が二～三年間は生きられるといわれているが、一〇年以上胃ろうで生きている八〇代の認知症の男性のお宅を訪問したことがある。意識もほとんどなく寝たきりなのに、肌は不自然なほどつやつや、顔はふっくら、からだはぽっちゃりという状態に、「これが胃ろうの効果というものか」と不思議な思いにかられたものだ。実際、食べることができずに肋骨が浮いていた人でも、胃ろうをつけることで劇的に体力を回復する。

チューブから栄養を入れる、と聞くと簡単そうに聞こえるが、実は胃ろうは注入に時間がかかる。人手のない特養などの施設で胃ろうが嫌がられるのはそのためだ。逆に訓練をすれば口から食べられる人も、手がかかるためそのままになっている。

NPO法人「特養ホームを良くする市民の会」が全国の特養ホームを対象に「〝胃ろう造設者〟のQOL」に関するアンケート調査をしたところ、胃ろうをつけた人のいる特養は約半数あり、多いところでは四人に一人が胃ろうをつけていた。胃ろう造設の理由として「誤嚥性肺炎を避けるため」と説明されることがよくあるが、この調査では六割以上の人が誤嚥性肺炎を起こしている。

呼吸器内科の医師によると、日本呼吸器学会の「医療・介護関連肺炎診療ガイドライン」には「誤嚥性肺炎の予防として、嚥下反射改善薬は有効性が期待できるが、PEGは勧められない」と書かれていて、**誤嚥性肺炎の予防には胃ろうは役立たない**、というのが呼吸器内科医の基本的合意事項だという。

だから、担当医から胃ろうを勧められた場合は、本人の年齢と病状にとって胃ろうにどんなメリットとデメリットがあるのかを、本人が話を聞けるときには本人も交えながら、担当医にきちんと説明してもらうことが大切だ。十分に検討をすれば「胃ろうは半分に減る」という反省も専門医から出ているので、遠慮せずに説明してもらおう。

これだけ論議が高まっている昨今、十分な説明もしないで「つけないと、いのちの保証ができません」と強要するような医師は少なくなっていると思うが、もしも、そんな担当医に当たってしまったら、消化器の専門医からセカンドオピニオンを取る、という方法もある。

終末期の胃ろうに関しては慎重な医師が増えている。胃ろうをする場合も「管理栄養士を加えた摂食嚥下トレーニングとのセットであるべき」と考える医師も増えてきた。救急車で脳血管性障害などの患者が到着した時点から嚥下リハビリを行い、「口から食べる」を急性期から支援する医療機関も増えてきた。必要な栄養は胃ろうを通じて摂って、一食は口から食べる練習をするといった、胃ろうからの卒業を目指す流動食も登場している。

いずれにしても「食べられなくなったから」「誤嚥を繰り返すから」といった理由で胃ろうをつくるのではなく、胃ろうが本当に本人のためになるのか、という視点で考えてみたい。

◉NPO法人PDNペアレンツ・ドクターズネットワーク
http://www.peg.or.jp/contents.html　患者さん・ご家族向けコンテンツ

退院後の行き先は、「転院？　施設？　それとも自宅？」

ひとくちに「退院後」といっても、本人と家族、介護者が抱える問題はさまざまだ。まず、本人がどんな病状で退院するのか。病気が慢性化し長期の療養が必要になる場合もあるし、それが看取りにつながる場合もある。末期がんか非がんかでは、家族の覚悟もちがってくる。末期がんはある程度終わりが見えているが、慢性疾患や認知症などの非がんでは療養がいつまで続くのかわからないからだ。

家族状況もそれぞれちがう。本人に家族がいるのかいないのか。家族がいる場合は、同居しているのか。家族の年代はどうなのか。高齢者同士の老々生活ではないのか。家族は仕事をしているのか。子育て中なのか、ほかにも介護を受けている家族はいないのか。そして家族には介護にかかわる意思や力があるのかどうか……。

そうした事情に加えて、お金、本人の自立度、住宅自体がもつ問題……。本人と家族が「自宅復帰」を望んでいても、退院後の居場所の選択がむずかしい家族も少なくない。また、いったん自宅に戻っても在宅療養が続けられず、入退院を繰り返す人もいる。

退院後の選択は大きく分けると三つ。①自宅に戻って通院するか、在宅医療を受ける ②別の病院に転院する ③ケア機能をもった施設や高齢者住宅に入る。病状や事情によってそれらを組み合わせていく、という方法もあるだろう。痰の吸引や胃ろうなどの医療ニーズのある人を受け入れない施設は少なくないので、事前の調査が必要だ。

退院後の選択肢となる施設などの内容と特色を簡単に説明しよう。なお、特養と認知症グループホームについては待機者が多く、入居の即対応がむずかしいため説明を省いた。

老人保健施設（老健）に入る

要介護一以上で介護やリハビリを必要とする人が、病院から自宅に戻るまで一時的に利用する「中間施設」とされているのが介護保険制度による老人保健施設、略して〝老健〟だ。全国に約四三〇〇施設（約三七万床）あり、その多くは医療法人の運営。多床室と個室があり、リハビリ、食事、入浴などの看護・介護サービスが受けられる。

「終の住みか」となりうる特養とちがい**「自宅復帰」を目的とする老健**では、入所期間は原則三か月とされ、期間内では自宅での生活復帰がまだできないと判断された場合には、期間の更新が行われてきた。しかし、家族の介護力の低下が進み、独居や老々介護が増えてきたため在所日数は年々長くなり、事実上の「特養化」が進んできた。

そこで、国は老健を「病院と自宅の中間施設」という本来の機能に戻し、短期間でリハビリを集中的に行うことで利用者の「自宅復帰」を進めようと、二〇一八年から「超在宅強化型」「在宅強化型」「基本型」「加算型」「その他」の五タイプに分けた。施設がそれぞれの評価を受けることで、滞在期間の目安が三か月から半年と厳しくなった。そのため利用者も目的に合わせ、老健を選ぶことが必要となってきた。

特養はひとり部屋のユニット型が主流になっているが、**老健では多床室が多い**。医師が常駐しているので、処方、投薬、点滴といった医療も受けられ、**医療費が施設利用費に含まれているのが老健の特色**だ。

しかし、老健では病院と同じような治療はできないし、原則として他の医療機関での治療は受けられない。症状が悪化すれば退所の可能性もある。費用は四人部屋で月約五万～一二万円、個室で一五万～二五万円程度が目安。これに介護保険の負担分が加わる。実際には、暑い夏や寒い冬に三か月を目安に老健を利用し、残りの半年を自宅で過ごすといった方法をとる高齢者も少なくない。

◉全国版介護老人保健施設紹介サイト　http://www.roken.or.jp/intro/　全国老人保健施設協会による紹介サイト

療養病床（医療型・介護型）・介護療養院に入る

「療養病床」というのは、病状は安定しているが長期療養が必要な要介護者に、医療と看護、介護を提供するのが目的の施設。医療保険が適用される病床（医療型）と、介護保険適用病床（介護型）があり、どちらもほとんどが多床室だ。医療や看護に加え、介護型では介護サービスや日常生活支援なども受けられるとあって、特養や老健よりも、医療ニーズと要介護度が高い人が多い。かつては「老人病院」と呼ばれていた。

医療型は医療度の高い患者向けで、医療の必要度と医療保険の自己負担分（一〜三割）によって決まるので費用は一概にはいえない。「長期療養の人に適切なケアを」というのが本来の目的だが、一般病棟では手に余る重度の患者を集め、人工呼吸器管理、人工栄養管理、麻薬管理、輸血など、療養病床では通常行わない治療を行いながら、「在宅も施設も無理」な患者の最終施設化を進める施設も増えてきた。また、「個室しかない」といって、高い差額ベッド代を要求する利益追求型の施設もある。

介護型は医療の必要度が比較的低く、要介護一以上の要介護認定を受けている人が利用でき、自己負担分は要介護度に応じて決まっている。費用の目安は介護保険の負担分＋居住費＋食費で七万〜一七万円程度。

しかし、この介護型は二〇一七年に廃止が決まり（二〇二三年末まで移行）、二〇一八年から創設された**「介護医療院」に転換することになった。**介護医療院にはⅠ型とⅡ型の二つのタイプの施設があり、Ⅰ型は「介護療養病床相当」として、「重篤な身体疾患を有する者」や「身体合併症が生じている認知症高齢者等」が半数以上いることが要件で、痰の吸引、経管栄養、在宅酸素などの医療処置、ターミナルケアや看取りも行う。

Ⅱ型は「介護老人保健施設相当以上」とされ、Ⅰ型よりも容態が安定している高齢者を入居者として想定している。いずれも長期間の滞在ができ、病院のイメージが強かった介護療養型施設よりも「生活の場」を意識しているが、まだ全国で二二三施設（二〇一九年六月末時点）と少なく、未設置の自治体もある。

介護医療院は介護保険が適用される施設で、費用は要介護度と介護保険サービスの自己負担分によって変わるが、多床室で八万円～一七万円が目安。医療・介護療養病床と介護医療院の連絡先など簡単な情報は、自治体のホームページで調べることができる。

介護付き有料老人ホームに入る

「施設」ではなく「在宅」のカテゴリーに入る有料老人ホームは、高齢者の〝生活の場〟。部屋は原則個室で、**大別すると「住宅型」と「介護付き」の二種類がある。**

住宅型の介護サービスは、自宅介護の場合と同じように外から入れる「外付け」だが、介護保険の特定施設の指定を受けた介護付きの施設では、施設の職員が二四時間の介護サービスを提供し、介護費用は要介護度に応じて毎月定額で支払う「包括型」。料金は「家賃」「管理費」「食費」「水道光熱費」などで構成され、介護付きの施設では要介護度別の介護サービス費の上限までの一～三割がそこに加わることになる。

毎月の支払いは入居一時金の額によってちがい、一五万円程度～五〇万円以上までとピンキリだ。「介護付き」では看護師が日常的な健康管理や服薬管理などを行うために常駐し、訪問診療医や病院など「協力医療機関」と契約することが定められている。「住宅型」でも看護師が配置されているところがあるので、医療については事前に聞いてみたい。

ホームでの看取りは増えているいっぽう、職員が対応できる医療行為が限られているため、胃ろうなどの経管栄養の人や、医療度の高い人については受け入れ制限があるのが一般的だ。そのため、最近では医療ニーズの高い人を対象とした、医療法人が経営する高額な有料老人ホームも増えている。

サービス付き高齢者向け住宅（サ高住）に入る

それまでの高齢者専用賃貸住宅に、バリアフリーと安否確認、相談などの機能をつけてバージョンアップした高齢者向けの賃貸住宅として整備されてきたのが「サービス付き高齢者向け住宅」（サ高住）だ。二〇二〇年一月には二五万一〇〇〇戸を超えた。「サービス付き」とあるので、介護サービスがついていると誤解されがちだが、サービスは日中の見守り・安否確認と、生活相談員による入居者の相談対応のみ。スタッフのいない夜間は、センサーや緊急通報システムで警備会社が対応することになる。

入居対象は原則六〇歳以上で、多くは賃貸契約。サ高住は「住宅」なので、介護サービスは自宅と同じように個々の入居者が外部の介護事業者と契約する。創設当初は「自立」の人を対象としたが、実際には自宅介護ができない要介護の人が、施設への入居待ちに利用することが多くなり、入居者の要介護度が非常に高くなっているのが現状だ。

サ高住は住み替えが簡単なので気軽に利用できるいっぽう、要介護者も含む高齢者が集団で住むため、夜間の事故や隣室トラブルのリスクが少なくない。また、併設の介護施設やクリニックの利用を強制的に勧める事業所もあることも知っておきたい。

介護付き有料老人ホームと同じ「特定施設」の認可を取って、介護保険による「介護付き」サービスを提供するところや、診療所や介護施設を併設したところ、医療ニーズの高い高齢者や「寝たきり」の入居者を集めたサ高住なども増えてきた。

サ高住は**事業者によってサービスの格差が大きい**ので、入居の際には内容をきちんと確かめたい。費用は敷金二〜三か月（礼金が必要なところも）のほか、賃料（五万〜一〇万円）＋共益費（二万〜三万円）＋サービス支援費（二万〜五万円）＋食費（四万〜五万円）＋水道光熱費（五〇〇〇〜一万五〇〇〇円）で、合わせて一三万〜二四万円。「介護型」では有料老人ホームと同じように、入居一時金や前払い家賃として数百万〜数千万円が必要なケースもある。

有料老人ホームや、サ高住に関する入居後のトラブルが増えていることから、厚労省と国土交通省が協力し、全国有料老人ホーム協会など四団体が、消費者向けのガイドブックを作成した。高齢者の住まいの種類、費用、支払い方式などがわかりやすくまとめられている。ガイドブックは以下のサイトからダウンロードできる。

◉高齢者向け住まいを選ぶ前に――消費者向けガイドブック（厚生労働省）
https://www.mhlw.go.jp/seisakunitsuite/bunya/hukushi_kaigo/kaigo_koureisha/other/dl/other-03.pdf

在宅ケア　勝さん（六二歳）の意見

一五年前、実家で父（八六歳）を看取りました。大往生でした。自宅で看取ることを決心したのは、父がかかっていたある総合病院の入院病棟を事前確認で見たとき、ここで父に死を迎えさせることはできないと思ったからです。

私は父を自宅で看取るために四〇代で退職し、田舎に戻って同居。とくに自宅看病に対する知識もなかったので、今思うと、父の自然死に昼夜寄り添ったという思いです。自分としては、後悔はありません。

父の死後実家でひとり暮らしとなった母（八三歳）を引きとり、同居を始めました。七年前に母は私の自宅で転倒して大腿骨頸部骨折し、人工骨頭置換術を受けました。それから老健施設のデイケアに通い、歩行リハビリをしていましたが、体力が低下してデイケアに通所できなくなったため、自宅で介護をしています。

母が介護保険を受ける前にもいろいろと悩みがあり、老健施設、区役所の高齢介護課、地域包括支援センター、介護者サロン、社会福祉協議会等へ相談に行きましたが、一言でいえばどこも看板倒れで悩みを聞いてくれるだけ。解決の糸口さえ見出すことができない状況でした。

そんなとき母が大腿骨骨折。退院する際に病院のソーシャルワーカーから老健のデイケアを紹介してもらい、介護保険のことも初めて知りました。以来、介護保険のお世話になっており、感謝しています。

「最期まで在宅」は本来あるべき姿であると思っていますが、核家族化によって「最期は病院で」となっているのでしょう。私の母はまだ在宅医療を受けていませんが、そうなったときには、高度な医療を受けられなくても、自宅で安らかに終末を迎えられることを望みます。

「苦しまず安らかに……」には、肉体的、精神的、とくに精神的なサポートがもっとも大切ではないかと思います。その日も遠くないので、今から在宅医療を含めて、こころの準備をしておきたいと考えています。

第3章

在宅医療を始める

「在宅療養」を支えるネットワーク

春奈さんの帰還を支えたチーム

夫の幸一さんと二人暮らしの春奈さん（六八歳）は、五〇代半ばから手が震えるなどの症状が出始めた。一〇年前にパーキンソン病で特定疾病（二五〇ページ参照）の認定を受け介護保険サービスを利用し始めたが、その後、もの忘れの症状が出てきたり、歩行が困難になってきたため、入浴と簡単なリハビリをするためにデイケアに通い始めた。

さらに、二年ほど前からからだの動きが悪くなり、前傾姿勢が強くなった。転倒もたびたびするようになり、食事や排尿、会話も困難になって発熱が続いたため、幸一さんが病院に連れて行くと、そのまま入院となった。

発熱は軽い肺炎が原因とわかったが、服薬コントロールとリハビリが必要とされ、治療を受けながら、寝がえりや起き上がり、ベッドから車いすへの移乗などのリハビリを行った。すると、歩行や食事もできるようになり、表情も明るくなって会話も少し出始

医療＋介護の「在宅ケアチーム」

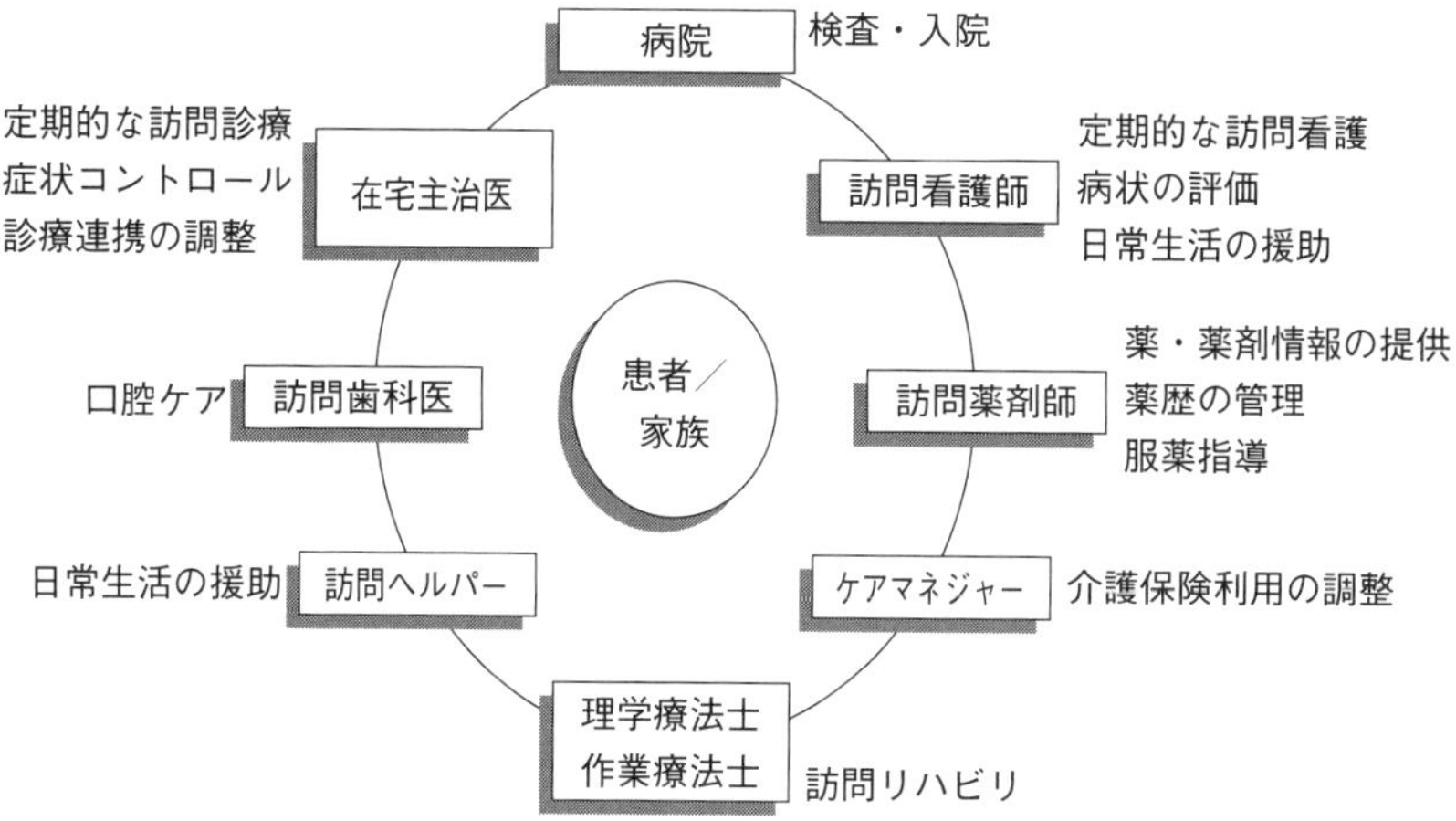

めた。一か月半の入院で春奈さんは退院となったが、「**退院後の生活が心配**」と幸一さんから相談を受けたケアマネジャーは、病院のケースワーカーと相談し、お試し外泊をすることにした。

　外泊に合わせて、**ケアマネジャー**、**福祉用具専門相談員**、**病院の理学療法士**、それと退院後、担当する**訪問リハビリ理学療法士**が春奈さんの自宅を訪問。春奈さんの日常動作を観察しながら、必要な福祉用具のレンタルとベッドの位置を含めた部屋のレイアウトや、お風呂のシャワーチェアの購入、必要な手すりなどについて話し合い、寝ているよりも起き上がって座る時間を増やす方法を、春奈さん夫婦と一緒に考えた。

病院の担当医の勧めで、退院後は春奈さんの健康チェックと排便コントロール、入浴介助をするために、**訪問看護師**を週二回入れることになった。ケアマネジャーは春奈さん夫婦の意向を聞きながら、訪問リハビリを週一回、以前から通っていたデイケアへの通所を週二回、夫の介護の負担を減らすために、介護ヘルパーにも毎日一回ずつ入ってもらう、というケアプランをつくった。

家に戻った春奈さんのリハビリは順調で、よく歩くようになったので、今度は転倒がまた心配なくらいになっている……。

在宅医や訪問看護師をどう探す？

春奈さんの場合は、ケアマネジャーと病院の退院支援がうまくマッチして、理想的な自宅復帰が実現した。しかし、こうした退院支援が得られないときや、急に在宅医療が必要になったときには、どうしたらいいのだろう。

私のアンケートで在宅医療を受けていると答えた人に「どうやって在宅医、訪問看護師、訪問リハビリを探しましたか」と質問してみたところ、いちばん多かったのが「ケアマネジャーからの紹介」。入院していた病院からの紹介は少なく、意外に多かったのがかかりつけ医の定期往診、「訪問看護師」では地域包括支援センターからの紹介だった。

アンケートからは少し時間がたっているので、最近では病院からの紹介も増えているはずだ。

介護者からすると、地域の介護情報と医療情報をいちばん知っていてほしいのは**ケアマネジャー**だ。福祉系のケアマネジャーには「医療は苦手」のタイプが多かったが、「病院から在宅」への流れの中で、介護と医療の連携に取り組むケアマネジャーは少しずつ増えている。同アンケートでは専門職に「多職種連携」について聞いたが、「関心がある」というケアマネジャーがほとんどで、実際に動いている人も四割以上いた。

というわけで、ケアマネジャーのいる人は、まずそこからスタートしよう。かかりつけ医のいる人は往診をしてくれるかどうか、往診できない場合は誰か紹介してくれないか頼むという方法もあるし、地域包括支援センターでも相談を受けつけている。

最近では、自治体が「在宅医療ガイドブック」を作成したり、地域の在宅療養の資源マップをつくったりして、在宅医療のしくみや在宅医療資源を紹介することも増えてきた。自治体が病院と提携して在宅医療相談窓口を設けたり、医師会が「在宅医療部」などを設け、市民からの相談を直接受けることも増えている。

こうした情報は、自治体名と「在宅医療」をキーワードにインターネットで検索することもできる。また、かかりつけ医がいたり、かかりつけの調剤薬局に親しい薬剤師がいる人は、診療所の医師や薬剤師に相談してみるといい。近隣の医療機関からの処方を受け、自宅への薬の配達もする調剤薬局は地域の医療情報をよく知っていることが多い。近所の訪問看護ステーションを訪ねて相談するのも、ひとつの手だ。

訪問看護ステーションについては、全国六〇自治体の介護保険課窓口、市区町村の地域包括支援センター、保険福祉相談所などで無料配布している「ハートページ」（ウェブで検索も）には地元の事業所が掲載されているし、各県の「訪問看護ステーション連絡協議会」に問い合わせることもできる。連絡協議会の多くは検索機能のついたホームページをそれぞれつくっているので、そこで検索してもいい。

また、地域でひんぱんに催されるようになった在宅医療のシンポジウムや講座に足を運べば、会場で在宅医や訪問看護師などに直接会うこともできる。在宅医療を受けている人や**介護者家族会**などを通じての「ナマ情報」も、在宅医療の現状を知るには貴重なソースだ。

医療を含めた在宅ケアが必要になってきそうになったら、自分の住む地域、あるいは両親の住む地域の医療資源を調べておくことも大切だ。情報は待っていてもやってこない。在宅ケアも情報力の時代。インターネットや口コミ、講座などをうまく使って、いい情報を集めてほしい。

自分で在宅医療機関を探す　手がかりリスト

◉日本在宅ケアアライアンス（公益財団法人　勇美記念財団）

http://www.zaitakuiryo-yuumizaidan.com/main/jhhca.html　在宅医療従事者の連携と市民の啓発を行う財団。在宅医療、訪問歯科、訪問看護、訪問薬剤師などの団体を紹介。全国の在宅医療機関が探せるほか、在宅医療情報も満載されている。

◉一般社団法人　全国在宅療養支援診療所連絡会

http://www.zaitakuiryo.or.jp/　在宅療養支援診療所に登録する全国893件（2020年3月現在）の連絡会。会員リストには全国の在支診の連絡先が掲載されている。

◉NPO法人　在宅ケアを支える診療所・市民全国ネットワーク

http://sasaeru-net.org/　在宅医療に熱心な診療所のネットワーク。ここでも在宅医が探せる。

◉NPO法人　日本ホスピス緩和ケア協会

https://www.hpcj.org/uses/index.html　全国の緩和ケア病棟のある病院、緩和ケアチームが活動する病院、在宅緩和ケアを提供する診療所が探せる。ホスピス緩和ケアに関する情報も調べることができる。

◉日本ホスピス・在宅ケア研究会

http://www2.toshiseikatsu.net/hospice/　終末期医療とケアを医療・介護・福祉・市民・患者が学ぶ場。全国492件の在宅医療機関を紹介。

◉日本在宅ホスピス協会

https://n-hha.com/　人生の最期を自宅で迎えたい人に向けた在宅ホスピスケア機関のネットワーク。全国の診療所・病院を探す「末期がんの方の在宅ケアデータベース」を掲載。

◉在宅療養支援マップつながライン

https://tsunagaline.jp/　全国の在宅療養支援診療所をはじめ、在宅療養支援病院、在宅療養支援歯科診療所、在宅患者訪問薬剤管理指導を行う調剤薬局が網羅されている。

「在宅ケア」支援チームのメンバーたち

本人を見守る身近な人 家族、親戚、友人、知人	本人の在宅療養を支えたり、手助けする人たち。そのうちのひとりが、キーパーソンとなる。
かかりつけ医 病院の担当医、診療所の医師	日ごろから本人や家族の健康管理や、病気の治療を親身になってしてくれる家庭医。入院や通院をしている場合は、その医師を「かかりつけ医」とする人もいる。在宅医と連携を取りながら、本人の在宅療養を支える。
訪問診療を行う医師 ○在宅診療支援療養所の医師 ○診療所の医師による定期訪問や往診	自宅療養をしている人、医療機関への通院が困難になってしまった人、難病や重度の障害をもつ人、がんのターミナルの人、看取りをする人などを対象に、定期的に訪問診療を行う医師。日常の健康状態のチェック、経過観察、血液・尿・心電図などの検査、痛みのコントロール、薬の処方などを行うほか、看護師やリハビリスタッフに指示書を出す。急変時にも対応し、病院と連携し、検査や再入院の手配もする。在宅診療支援療養所の訪問医師は24時間対応。緊急往診、夜間往診も行う。
訪問看護を行う看護師 訪問看護師 保健師	病院、診療所、看護ステーションに所属し、医師の指示で訪問看護を行う。バイタル（血圧、脈拍、体温）を測り、患者の日常の様子を観察するほか、褥《じょく》そう（床ずれ）や傷の処置、点滴、薬や医療器具の管理、尿や便のコントロール、からだの清拭や入浴・排せつ介助、マッサージなどを行い、家族の精神ケアにも対応する。
リハビリ療法士 理学療法士（ＰＴ） 作業療法士（ＯＴ） 言語聴覚士（ＳＴ）	医師または歯科医の指示で、必要に応じたリハビリテーションを行う。筋力維持のための訓練を行ったり、日常の動作を円滑にするための方法を指導。福祉用具の選択・使用方法を助言し、嚥下や発声のための訓練を行う。

訪問歯科 訪問歯科医 歯科衛生士	口の中を清潔に保つ口腔ケアや、歯の治療、入れ歯の調整だけではなく、摂食障害を起こした人を「食べられる口」にするために、管理栄養士もチームに加えた口腔リハビリで「食支援」を行う訪問歯科医も増えてきた。
訪問薬剤師	調剤薬局の薬剤師が訪問し、薬の説明や服用の仕方、お薬カレンダーなど服用の工夫、副作用や飲み合わせ、薬の管理の仕方などを指導し、医療材料を届ける。薬の専門家として在宅医をサポートすることも多い。ちなみに緩和ケアに使用する麻薬の調整と管理ができるのは薬剤師だけ。
管理栄養士	病気の人の治療食、高齢者が食べやすい食事のあり方、低栄養の改善を含めた「食支援」をするために、“在宅ケア支援チーム”にもっと入ってほしい職種。現在はまだまだ少ない。
ケアマネジャー	介護保険制度で要支援、要介護と認定された人のケアプラン（介護サービス計画）をつくり、医療と介護をつなぎながら、本人と家族を支えていく。
訪問ヘルパー	要支援、要介護認定を受けた人を対象に、生活と身体の二つの側面から、自宅で生活していくための援助を行う。身体介助は排せつ、入浴、からだの清拭、移動介助など。生活介助は買い物、調理、掃除など。
福祉用具専門相談員	介護を受ける人の状態や障害の程度を見ながら、介護ベッドから機能訓練のための用具、障害のある人の補装具まで、さまざまな福祉用具の相談に乗る。患者が退院して帰宅する際、療養生活環境を整えるための支援にも参加。本人の状態の変化に合わせ、福祉用具を交換していくための助言を行うのも大切な仕事だ。
ボランティア（有料・無料）	介護保険、医療保険でカバーできない部分を、有料・無料で手助けする人たち。

在宅医

在宅医療を支える在宅療養支援診療所

高齢者の「社会的入院」をなくして医療費を削減し、高齢者が地域で療養する仕組みをつくるために、国は二〇〇六年から「二四時間体制で医師ないしは看護師が待機している」地域の診療所を対象に、**在宅療養支援診療所（在支診）**を制度化した。そして、「退院支援」「日常の療養支援」「看取り」「急変時の対応」という四つの機能を積極的に進めようと、二〇〇八年には二四時間体制で訪問診療か訪問看護を行い、患者の在宅療養支援をする**在宅療養支援病院（在支病）**をそこに加えた。

しかし、在支診の七割以上は医師がひとりしかいない〝一馬力〟の診療所。年配の医師も多いことから、二四時間対応の在宅医療のハードルは高い。そこで、二〇一二年の診療報酬改定では、やる気のある在宅医のモチベーションを上げ、在宅医療にかかわる診療所や病院の質の向上を目指すために、診療報酬を手厚くした**機能強化型在宅療養支**

援診療所と機能強化型在宅療養支援病院を新しく設け、複数の医療機関が連携して施設基準を満たせば、機能強化型として認められることになった。

その結果、二〇一四年には在支診が約一万一〇〇〇件、「連携強化型」を含む「強化型」が約四〇〇〇件、合わせて一万五〇〇〇件に増えた。しかし、その後は、患者数が年々増加しているのにひきかえ、在宅療養支援病院は微増しているものの、在支診は横ばいから減少に転じている。

在宅医療には地域格差と実施回数の大きな格差がある。「日経ＸＴＥＣＨ」（日経ＢＰ）の調査によると、在宅医療サービスが整っていない自治体は全国の二割（四〇〇市区町村）ある。また、訪問診療の回数では、一か月に五〇〇〇回を超える医療機関もあれば、一回も診療実績のないところも一一％あり、一か月に一〇〇回未満の医療機関が四分の三を占めている。

訪問診療を行う医療機関には、午前中は外来、午後から訪問診療と往診を行うところと、もっぱら訪問診療だけを行う医療機関の二種類がある。多くは地域の診療所による「午後から在宅」だが、都市部では訪問診療専門クリニックが増えている。訪問診療の距離は、直線距離で半径一六キロメートル以内。例外は山間部や離島など、訪問する家の周囲に往診可能な医療機関がないなど、特別な条件がある場合だ。

訪問診療医はどう選ぶ？

病院に通院しながら自宅生活を続けていた人が、通院するのが困難になったとき、まず考えるのが、通院していた病院や診療所の医師が訪問診療をしてくれるかどうか、ということだ。しかし、病院の医師は訪問診療をしないので、多くの場合は医療相談室などを通して**地域の在宅医や訪問看護ステーション**につないでもらうことになる。

診療所に通院している場合は、かかりつけ医が往診してくれるかもしれない。診療所の医師が前述の在宅療養支援診療所（在支診）や、強化型在支診の届け出をしていることもあるし、訪問診療を行っているほかの医師を紹介してくれることもある。

ここで**覚えておきたいのが「往診」と「訪問診療」のちがい**。「往診」では患者の容態が悪いとき、求めに応じてその都度、患者宅を訪問して診療する。いっぽう訪問診療では患者の自宅を定期的に訪問し、三～六か月で見直しをする「在宅医療計画書」に基づいて診療を行い、訪問診療医は月一回からの定期訪問と、その間に診察が必要になったときの往診の両方を行っている。

患者や家族が在宅医を選ぶときには、いくつかのポイントがある。在宅医療では障害のある子どもから老衰の看取りまで、すべての年代の病気を対象とし、総合的な診療を

往診と訪問診療のちがう点

往診	訪問診療
患者から求めがあってから、患者の家に行く	計画的な医学管理のもと、定期的に患者の家に行く
夜間・深夜・緊急加算あり	夜間・深夜・休日加算等なし
再診料、外来管理加算は、別に算定できる	再診料、外来管理加算、往診料は、訪問診療料に包括
患家への往診回数制限は、なし	訪問回数は、悪性腫瘍等を除き原則として週三回まで

行うが、そうはいっても、**医師によってそれぞれ得意分野と不得意分野**がある。

子どもの難病でもがんの緩和ケアでもどんと来い、という頼もしい在宅医も全国的には少なくないが、訪問可能な半径一六キロの狭い範囲では、そんなスーパードクターにはなかなか出会えない。

逆に緩和ケアなど経験のない医師が末期がん患者の訪問診療をしたり、認知症サポート医研修を受けた程度の内科医が、薬のコントロールのむずかしいレビー小体型の認知症の人の、訪問診療にかかわっていることも珍しくない。

だから、合併症を起こしやすい慢性疾患や、認知症、末期がんの緩和ケアが必要な場合には、できるだけその病気に詳しい在宅医を見つけたい。訪問診療を熱心に行う医師は、診療メッセージを含めたホームページをつくっていることが多いので、そこに掲載されている医師やスタッフの経歴を見れば、専門分野がある程度わかることもある。

第5章で詳しく紹介するが、在宅医療ではさまざまな医療器具を自宅で使っている。胃ろうをはじめとする経管栄養、点滴、尿などのカテーテル、痰の吸引、在宅酸素、気管カニューレ・人工呼吸器、在宅血液透析、輸血に至るまで、「ここまで自宅でできるのか」とびっくりするほど在宅医療の幅は広い。穏やかな「看取り」を支えるだけでなく、**患者本人の「生きる力」も穏やかに支える**のが、在宅医療の役割だからだ。

病院の医療と在宅医療のちがい

在宅医療では患者の自宅、それも自分の部屋、という本人がいちばんくつろいでいる場所に医師や看護師が訪れる。訪問診療医が病院の医師とちがうのは、本人や家族との会話の多さと診療時間の長さ。ごくふつうの会話を通じて、**患者や家族とのコミュニケーションを深め、信頼関係を築きあげていく**ことだ。

個々の病気を見るのではなく、病気をもった「人」としてまるごとで患者をとらえ、日々の生活を支えていくのが在宅医療の特徴といってもいい。病気に加えてさまざまな心配ごとを抱えた本人や家族が、訪問診療医との会話を通じて表情が明るくなっていく様子を、取材中に何度も見た。

聡美さんは、同居している義母の頼子さん（八二歳）が圧迫骨折を起こして通院できなくなったので、自宅に近い在宅療養支援診療所をインターネットで探した。頼子さんには慢性気管支炎の持病があり、このところ呼吸が少し苦しそうになっている。おまけに圧迫骨折を起こしたあとは動くのを怖がって寝ていることが多くなり、廃用症候群と認知症状が進んできた。このままだと、寝たきりになってしまうのが心配だ。

これまで義母には介護保険サービスは必要ないと思っていたが、圧迫骨折を機会に要介護認定の手続きをした。まだ認定は下りていないが、在宅医療の導入も考えようと夫と話し合い、訪問診療医を訪ねて話を聞いてみることにした。

電話に出た診療所の相談員に義母の状態を説明し、訪問診療を受けてくれるかどうかを相談すると、これまでかかっていた医師から「医療情報提供書」か「紹介状」をもらって、来院してほしいと言われた。四日後に予約が取れたので、聡美さんは急いで義母が通院していた近所の内科と、圧迫骨折のときに治療を受けた整形外科から「医療情報提供書」をもらい、予約日に東京世田谷区の一生堂クリニックを訪ねた。

院長の齋藤博さんは、義母の頼子さんのこれまでの病歴などを聡美さんに訊ね、在宅医療ではどんなことができるのかを説明した。クリニックには五人の医師がいるので、頼子さんの状態によっては別のドクターが担当することもある、ということも聞いたが、温厚な齋藤医師の人柄とスタッフの応対のよさに「ここならよさそう」と、聡美さんは訪問診療を依頼することにした。「ご本人からのお話も聞くために、初回は一時間くらいお邪魔します」という、齋藤さんの基本姿勢にも共感した。

在宅医はどんなことをするのか

最初の日は齋藤医師が自分で軽自動車を運転してやってきて、頼子さんに挨拶したあとバイタル（血圧、体温、脈拍）と血中の酸素濃度を測り、心臓や肺の聴診、腹部の触診などをした。圧迫骨折をした場所も丁寧に触診し、痛みがどこかに残っていないかをチェックした。診察中、齋藤さんは、頼子さんが自分ではどこの具合が悪いと思っているのか、どんなことが心配なのかなど、時間をかけて念入りに尋ね、診察後はお茶を一緒に飲みながら、頼子さんの生まれ育ちや家族のこと、趣味のことなども聞き出した。

訪問診療に乗り気ではなかった頼子さんも、丁寧な診察とともに一時間ほどじっくり話を聞いてもらって安心したのか、「やってみるかね」と同意したので、月二回の訪問が決まった。まずは経過観察しながら、内科と整形外科から別々に出されている薬の調整を行う。そして、頼子さんの状態や聡美さんの介護力、要介護認定が出たら、ヘルパーがどれだけ入れるのか、デイサービスには通えるのかなどを見ながら、訪問看護師などの導入もおいおい考えていくことになった。

血液がんの専門家でがんに強い齋藤医師は、緩和ケアや重症患者を抱え、新患を担当する余裕がない。それに気管支に持病のある頼子さんには、呼吸器に強い医師がいいだろうとの判断で、在宅の経験の豊富な内科医の女性医師を担当にすることにした。

頼子さんは「あら〜、先生じゃないの？」と落胆した様子だったが、やってきた女性医師とも次第に打ち解け、「骨を強くする薬を飲んでいるから、このくらいは動いても大丈夫」などと励ましを受けているうちに、少しずつベッドを離れることができるようになってきた。

在宅医の訪問は月一回もＯＫに

二四時間三六五日といっても、実際には訪問診療医が夜中に緊急診療に出向くことはそう多くない。「二四時間、いつでも連絡がつく」ことが、患者や家族にとって安心につながっているからだ。とはいえ、「いつ患者からの電話が入るかわからない」のは、訪問診療医にとっては相当なプレッシャー。〝一馬力〟の医師は燃え尽きてしまうこともある。

そこで、訪問診療医も二四時間対応の訪問看護ステーションと連携したり、診療所に何人かの医師を置いたり、在宅医がネットワークを組んで二四時間対応の当番制をつくったり、それぞれ工夫を凝らすようになった。同じ世田谷区で訪問診療クリニックを運営する在宅医の斉藤康洋さんは、信頼できる近隣の在宅医四人とチームを組み、お互いの専門性を生かして患者を紹介し合ったり、お互いの不在時をおぎない合っていた時期があった。最近では夜間専門の医療機関と提携する診療所も出ている。

訪問診療の回数は、症状が安定している場合は月二回が基本とされていたが、二〇一六年の診療報酬改定で、月一回の経過観察もOKとなった。症状が不安定な場合は、がんや特定疾病の場合を除いて原則週三回までだが、病状が急変した場合は増やすことができる。

在宅医療でかかる費用は、「在宅時医学総合管理料（月一回）」と「在宅患者訪問診察料（一日）」が基本で、その費用（点数＝一点は一〇円）は、機能強化型の病院や診療所か、病床があるかどうかなどで変わってくる。

定期診療以外には往診料が加わる。また、訪問看護や訪問リハビリの導入、在宅でのさまざまな療養指導、看取りなどにはそれぞれ加算がつく。検査、処置、注射、薬の処方、在宅での点滴などの処置にも細かい加算があり、そのほか薬代も別途必要となる。

医療の診療報酬は、二年ごとに見直しがある。二〇二〇年の診療報酬改定によると、機能強化型以外の在宅療養支援診療所から、患者一人が自宅に月二回以上の訪問診療を受ける場合、在宅時医学総合管理料は三七〇〇点、訪問診察料は一回八八八点、月一回の場合は在宅時医学総合管理料が二三〇〇点で、訪問診療料は八八八円となった。

つまり、がんや難病など重い病気をもたない人（一人）が強化型在支診以外の診療所から月二回の訪問診療を受ける場合は、三七〇〇点＋八八八点×二＝五四七六点、月一回で三一八〇点なので、医療費一割負担の人は月二回で月額五四七六円、一回で三一八〇円が基本の支払いとなる。これにさまざまな加算、定期以外の往診をした場合はその料金、検査料、薬代などが加わるが、症状が安定している人が経過観察だけで済むのであれば、訪問診療にかかるお金はそれほど多くないといえる。

巻末資料二六〜二七ページに、医療機関の種類や回数、人数によるちがいをまとめているので、参照してほしい。

その他、毎月の医療費には治療や検査代、薬代、さらに訪問看護や訪問歯科の料金などが加わる場合もあるが、八五ページの表のように在宅医療にも自己負担限度額（高額療養費制度）が設定されている。また、巻末資料で取り上げるように医療費や介護費を軽減するさまざまな公的支援があるので、それらをうまく使えば、在宅療養費を軽減することができる。

患者と家族が病院に望むこと

退院した患者の在宅療養を支援するために、地域の中小病院でも「在宅療養支援病院（強化型を含む）」の登録を行い、訪問看護ステーションと連携して二四時間の訪問診療をしているところが増えてきた。当初は半径四キロ以内に診療所があると届け出がむずかしかったが、二〇一〇年の診療報酬改定で条件を緩和し、二〇〇床未満の病院なら届け出がしやすくなったため、二〇一八年には一三五〇施設となっている。

こうした体制ができる前から、退院した自分の患者をボランティアで往診してきた病院医師もいた。第2章で取り上げた東京大田区の東京蒲田医療センターでは、糖尿病センター長の佐藤信行さん（二〇一六年にサトウ内科クリニックを開院）が二〇年以上前から病院の近くに住む退院患者への訪問診療を続けていた。当初はお昼休みを使ってボランティアでやっていたが。介護保険制度が始まってからは、病院が地域貢献として診療活動を認めてくれたので、月三回、午後の診察時間を訪問診療にあてていた。

糖尿病はいったんかかったら、生涯抱えていかなければならない病気。お酒は糖尿病の大敵だが、退院後、再び飲酒を始め病状を悪化させて病院に戻ってくる患者が多い。何とかそうした患者の悪循環を断ち切りたいと、自宅を訪問して〝飲酒管理〟を始めた

在宅医療にかかる費用（強化型以外の在宅療養支援診療所／自宅で患者が1名／1か月に2回訪問の場合）

	項目	（点・単位）
医療保険	在宅患者訪問診療料（1日につき）	888 × 2
	在宅時医学総合管理料（月1回）	3700 × 1
	医療保険1か月合計自己負担額（1割負担）	5478
介護保険	居宅療養費管理指導料（月2回）	292 × 2
	介護保険1か月合計自己負担額（1割負担）	584
医療費＋介護費自己負担合計額（1割負担・円）		6062

在宅医療の月額自己負担限度額（高額療養費制度）

	対象者			自己負担限度額（円）
医療保険	70歳以上		一般	18,000
			低所得者Ⅰ	8,000
			低所得者Ⅱ	8,000
	現役並み所得者	現役並みⅢ	252,600円＋（総医療費－842,000円）× 1%	
		現役並みⅡ	167,400円＋（総医療費－558,000円）× 1%	
		現役並みⅠ	80,100円＋（総医療費－267,000円）× 1%	

※在宅療養では、自己負担額を超えた場合は、限度額以上の負担はない。
※70歳以上の在宅と外来には優遇措置がある。70歳未満は通常の高額療養費制度に準じる。

のが、佐藤医師の訪問診療のきっかけだった。

二〜三時間でできるだけ多くの患者宅を訪問するので、往診範囲は病院から五キロ以内。それでも定期的に訪問する患者は五〇人近く。訪問診療は月一回しかできないし、診療時間も一人一〇分程度とごく短いが、多くの患者がテキパキとした佐藤医師と、気さくでおっとりした看護師のチームの訪問を、心の支えにしていた。

糖尿病は脳梗塞や腎臓透析をはじめ、さまざまな病気を引き起こす合併症の多い病気として知られている。たとえば、ある日の訪問患者は、①パーキンソン病　②肺気腫で在宅酸素を使用　③二二歳の引きこもり青年　④脳梗塞　⑤脳梗塞で片麻痺　⑥片麻痺で寝たきりの女性おひとりさま　⑦三年前、階段から落ちて四肢麻痺に。バルーン交換と褥そう（床ずれ）治療　⑧肝がんの女性おひとりさま　⑨骨そしょう症　⑩プチアルコール依存症、肺気腫、睡眠薬の常用　⑪糖尿病のみ　⑫脳出血の後遺症あり　⑬精神障害ですい炎　⑭脳梗塞、腎不全……と多種多彩。すべての人が糖尿病を抱えている。

入院や通院をしていた病院の主治医が、自宅での療養も続けてサポートしてくれたら、というのは患者や家族の願いだろう。とくに糖尿病のように長期化して合併症の多い慢性の病気や認知症、がんの場合には、病院と在宅をつなぐシームレスの在宅療養支援が必要となる。

病院と在宅をつなぐために多くの加算がつくようになったが、病院の医療と在宅医療＋介護との地域医療連携にはまだまだ多くの壁があるのが現状だ。

訪問看護

訪問看護には主治医の「指示書」が必要

在宅療養で医師以上に大切な役割を果たす、といわれているのが看護師。訪問看護を提供するのはおもに訪問看護ステーションだが、「訪問看護部門」を設けている病院・診療所もあるし、民間企業の行う訪問看護サービスもある。しかし、二四時間対応についてはすべての事業所が行っているわけではなく、それを行う訪問看護師の数も足りていないのが現状だ。

私が行ったアンケートでは、訪問看護師導入のきっかけは「ケアマネジャーからの助言」「かかりつけ医からの助言」と答えた人が多かった。訪問看護師の導入には、**主治医（病院医、かかりつけ医、在宅医）の「訪問看護指示書」が必要となる。**これは後述する訪問リハビリについても同様だ。

〝主治医〟がいない場合は、訪問看護ステーションが連携している医師に指示書を依頼することもある。看護師は医師と連絡を取りながら、患者宅にはふつう単独で訪問する。訪問看護師はケアマネジャーとも連絡を取り、訪問を開始する前に事前訪問をしたり、ケアマネジャーのケアプランを参照しながら「訪問看護計画」（計画書と報告書は毎月主治医に提出）を立て、利用者の同意を得てから、訪問がスタートする。

高齢者の訪問介護は介護保険が基本。訪問は原則週三回が上限だが、病状が悪化した場合や終末期、退院直後の患者に対しては、「特別訪問看護指示書」（有効期限一四日以内）を主治医から出してもらえば、週四回以上の訪問看護ができることになっている。

訪問看護は医療保険？　介護保険？

訪問診療医の訪問では医療保険しか使えないが、訪問看護では医療保険と介護保険の二種類が使える（訪問リハビリも同様）。とはいっても、**両方の保険を同時に使うことはできず、**どちらを用いるのかについても基準がある。介護保険を使えるのは、要介護（要支援）認定を受けた六五歳以上の人（第一号被保険者）と、四〇歳以上六五歳未満のうち「一六の特定疾病」の認定を受けた人（第二号被保険者）で、この人たちの訪問看護は介護保険で受けるのが基本だ。

これに該当しない人は、医療保険での訪問看護になる。ただし、介護保険の認定を受けていても、病状が悪化した場合（期間は一四日間に限る）や、**厚生労働大臣が定める疾患**（末期がん、多発性硬化症など重篤な難病二〇種類で、介護保険の特定疾病とは別枠）などで、週四回以上の訪問を主治医が認めた場合、患者の同意があれば「特別訪問看護指示書」が発行され、訪問看護を例外的に医療保険で利用することができる。

つまり、訪問看護に介護保険が適用されるか医療保険が適用されるかは、年齢に加えてかかっている病気で決まる。ただし、末期がんや多発性硬化症、ＡＬＳなど、〝病状の安定しない〟「厚生労働大臣が定める疾患」では、患者が介護保険の認定を受けていても、医療保険に変わってしまう、とややこしい。

しかも、自己負担の枠がちがう。介護保険では収入によって一〜三割の負担となるが、医療保険では年齢によって一〜三割の負担。病院系の訪問看護を頼む場合と、訪問看護ステーションに頼む場合で料金がちがうのも、患者や家族にはなかなか理解しにくい。

とくに訪問看護を利用することが多い終末期のがん在宅療養では、医療保険で三割負担の人は介護保険を利用したほうが安いとあって、「なぜ、すべてを介護保険にしないのか」という疑問をもつ人も多い。

しかし、介護保険には利用限度額があるので、それを超えると全額、自己負担になってしまい、要介護度が低いと利用はむずかしい。いっぽう医療保険には利用限度額がないため、訪問看護が必要な利用者は一〜三割負担で必要なだけ訪問を受けられる、という利点がある。

費用面で見ると、**医療保険で訪問看護ステーションを利用する場合**、一日五八〇点(週三回までの場合)。そのほか点滴・注射、褥そう、緩和ケア、看取りなど、必要な処置をした場合は加算が付き、二四時間対応の機能強化型ではさらに加算がつく。従来型を週に二回(月八回)利用すると、一割負担での支払いは基本で月額四四〇〇円になる。

介護保険の場合は一回算定で、二〇分未満(三一二単位)、三〇分未満(四六九単位)、三〇分から一時間未満(八三五単位)、一時間以上一時間半未満(一一二二単位)があり、自己負担額はその一〜三割。週二回(月八回)三〇分以上一時間未満を利用したとすると、自己負担額は一割の人で月額六六八〇円となる。

訪問看護の使い勝手をもっとシンプルにできないかという声は、看護の現場からもあがっている。だが、現状はこの制度で動いているので、患者や家族は訪問看護の使い方を工夫したり、一定額以上の医療費を負担せずに済む「高額療養費制度」や、医療費を軽減するための制度(巻末資料一一ページ参照)を学んで、負担の節減をするしかない。

本人が寝たきり状態になっているのなら、身体障害者手帳を取って**「重度心身障害者医療費助成制度（重心）」**（巻末資料一九ページ参照）を利用するなどの方法もある。重心医療の対象になれば医療保険での訪問看護が公費負担となり、患者負担がなくなるということは、重い病気や障害のある人とその家族にはぜひ知っておいてほしい情報だ。

◉厚生労働大臣が定める疾患とは？　兵庫県難病相談センターのサイト
https://agmc.hyogo.jp/nanbyo/systems/system01.html

訪問看護師はどんなことをするのか

訪看さんと親しみを込めて呼ばれる訪問看護師の仕事は実に幅広い。病状や健康状態の観察をはじめ、医師の指示を受けて点滴や注射、薬や経管栄養のコントロール、褥そうや湿疹などの治療を行うほか、医療機器の交換や洗浄、患者の入浴や排せつの介助、福祉用具やオムツの相談、マッサージやリハビリなども行う。

さらに医師と患者や介護家族とのかけ橋役、家族の相談相手としての心のケア、看取りの際のエンゼルケア（二一九ページ参照）まで、**家事援助以外の看護と介護のすべてを担当する役割**といっていい。

『在宅ケアの不思議な力』（医学書院）などで知られる看護師の秋山正子さんは、看護の基本は「**その人の持っている力を引き出す**」ことだと言い、開業ナースの草分けで、医師と患者の意識のズレをなくそうと〝メッセンジャーナース〟制度を提唱する村松静子さんは「**看護の原点は在宅にある**」と言う。

東京都内の看護師はたいてい自転車で患者宅を回っている。病院医や訪問診療医、ケアマネジャーなどと連携を取りながら、新宿・大久保・早稲田地区を中心に訪問看護を行う在宅看護研究センター付属訪問看護ステーションの看護師、鈴木紀子さんは、雨の日も風の日も、炎天下も自転車を走らせ、患者宅を訪問する。

その日の最初の訪問は雄二さん（三四歳）。入院中に起きた事故で低酸素脳症を起こし、四肢麻痺で意識がないままの状態だ。気管切開でカニューレを使用、在宅酸素療法も行いながら、経管栄養で在宅生活を一〇年以上続けている。当初は母親の良子さんがひとりで介護をしていたが、人に依存することも大切と保健師や鈴木さんが説得し、自立支援法による支援と自費を使ってヘルパーを入れたため、良子さんは介護からだいぶ解放された。

寝ているままでも自分らしくと、鈴木さんは雄二さんの残っている力を生かしながら、日々の生活をできるだけ楽しく過ごしてもらうために努力する。雄二さんの現在のいちばん大きな問題は、多量のステロイドが投与されてきたため、皮膚のトラブルが続いていることだ。

鈴木さんの看護は、その皮膚の観察から始まる。雄二さんの緊張をやわらげるため音楽を流したり、声かけをしたりしながら、切開した気管部の状態観察や排痰ケアを行い、日によっては車椅子での端座位のリハビリや関節リハビリも行う。この日の看護の中心は、マッサージをしながらの排せつケア。

鈴木さんは、良子さんが用意した大量の温タオルでからだを包み、丁寧にマッサージしながら清拭をし、腹部をマッサージしておならを出しながら、排せつをうながしていく。この日はマッサージだけの予定だったが、入念にやっているうちに「あら、出ちゃった」の笑い声が。

カニューレなどの器具を掃除し、良子さんの話を聞きながら、理学療法士などのスケジュールを確認し、連絡事項を確かめたところで、予定の一時間半がすでに過ぎようとしていた。

訪問リハビリテーション

リハビリとは尊厳の回復

リハビリテーション（以下リハビリ）というと、脳血管疾患や骨折を起こしたあと、機能を回復するために受けるもの、と思っている人が多い。私も長い間、そうとらえていた。

しかし、リハビリ専門病院として知られる日産厚生会玉川病院から飛び出して、いち早くリハビリ専門クリニックを開き、〝地域リハビリテーション〟の一環として世田谷区で訪問リハビリ診療を行ってきた医師の長谷川幹さんに出会い、私のリハビリ観は大いに覆された。

リハビリは確かに「機能訓練」の側面をもっているが、それ以上に大切なのは、障害を負うことになった**本人の尊厳の回復と、家族を含めた生活の再構築**だと、長谷川さんは言う。さらに障害がある高齢者になっても住みやすい地域をつくっていくのもリハビリテーションだ、という言葉に目からウロコが落ちた。

リハビリは脳血管疾患や大腿骨骨折、パーキンソン病をはじめ、廃用症候群、心臓病、関節疾患、さらには認知症まで、すべての病気に有効とされている。しかも、リハビリは本人のＱＯＬ（生活の質）とＡＤＬ（日常生活動作）を上げるだけではなく、家族の介護負担も軽減する。さらに加齢でからだの機能が落ちてきたときに、リハビリで自立度を高めることができれば、介護保険のお世話になることも減ってくる。

介護を受ける最大原因とされる脳血管疾患では、急性期、回復期のリハビリを病院で受け、そのあとの生活（維持）期には自宅に戻ることが多いが、本人の本当の困難はそこから始まるといっていい。というのは、病院では医師が院内にいることで安心できたし、療法士の指導のもとで機能回復訓練もきちんと行えたが、退院して自宅に戻ると状況が一変するからだ。

まず、障害に対する治療や助言をしてくれる医療機関が地域には少ない。さらに病院と自宅では生活環境がちがう。病院のリハビリ室は器具もそろっているし、障害物も段差もないバリアフリー空間。いっぽう自宅には限られた器具しかないし、さまざまな障害物や段差もある。

自宅でのリハビリは、そうした条件の中でどうスムーズに動き、生活を取り戻すことができるかを目指すが、途中から障害がある人には、それまで気にならなかった段差さえ不安に感じるようになるし、食事からトイレまですべての動作が不自由になる。「どうしてこんなことになったのか」と、うつ状態になったり、「近所の人に会いたくない」と閉じこもったり、「自分は障害者だ」と孤独感に駆られたりすることも多い。

在宅リハビリはそうした本人の心理的な側面と、戸惑う家族を支えながら、**あせらず、急がず、根気強く行っていく必要がある。**長谷川さんによると、脳血管疾患で中途障害を負った人の「きわめて自信のない状態」は年単位で続き、心理的に落ち着くのに少なくとも三～五年はかかるという。障害を負って自宅に戻った人は、生活の中でリハビリをしていくが、訪問リハビリと通所リハビリを組み合わせ、その人たちの「できる」をどう増やしていくかを支えていくのが、在宅リハビリの役割だ。

在宅リハビリはどんなことをやるのか

とはいえ、在宅療養を取り巻く現状はといえば、需要に対して病床も施設も、リハビリ専門医も、理学療法士などの専門スタッフも足りず、リハビリを受けたくても受けられない〝リハビリ難民〟があふれている。

訪問看護と同じように、訪問リハビリを受けることができるのは「通院が困難な利用者」と主治医（入院していたリハビリ病院の担当医や、診療所のかかりつけ医）が認めた場合。主治医が新しくリハビリを行う医療機関に診療情報提供書を発行し、理学療法士や作業療法士、言語聴覚士は、その医療機関のリハビリ医の指示を受けてリハビリを行う。訪問リハビリのサービスを提供するのは、病院、診療所、老人保健施設、訪問看護ステーション、指定訪問リハビリテーション事業所などとなっている。

前出の訪問リハビリ医、長谷川さんは世田谷区で、理学療法士二名、作業療法士一名の「三軒茶屋内科リハビリテーションクリニック」を運営している。午前中は外来、午後が訪問診療で、午前中の診療を終えたあと、長谷川さんは区内に点在する患者宅を午後いっぱいかけて訪問する。

患者の状態をチェックしながらリハビリのプランを立てたり、軌道修正をしたり、必要に応じて病院を紹介したり、肘や手首、手足が曲がる拘縮《こうしゅく》の状態によっては、ボツリヌス療法を勧めたりすることもある。何気ないおしゃべりを通じて患者の不安感をやわらげながら、介護家族の相談に乗るのも訪問リハビリ医の大切な役割だ。

理学療法士の仕事を見る

長谷川医師に同行後、実際にリハビリを行う同クリニックの理学療法士、大島豊さんに自転車での一日同行をさせてもらった。理学療法士の仕事は機能回復訓練だけではない。一人ひとりの状態と生活のあり方を見ながら、補助具や福祉用具についての助言をきめ細く行うのも大切な仕事のひとつだ。

最初に訪問した大樹さん（六五歳）は一年半前に脳出血を発症。救急で急性期病院に運ばれ、一か月後に回復期リハビリ病院に転院した。四か月後に退院したが右麻痺が残ったため、病院が大樹さんに長谷川医師を紹介。退院後二週間目から、大島さんがリハビリを開始した。長谷川医師が月一回訪問して状態に合わせた指示を出し、大島さんが週二回の訪問リハビリを行っている。そのほか入浴介助でヘルパーが週二回入る。

大樹さんは家の中は装具なしで歩けるが、頑張り屋タイプのためリハビリがオーバーワーク気味になる。運動量が多いとあとの疲れが激しいので、自分で運動量を判断できるようにと、まずはその調整からスタート。杖をつくと腕に負担がかかるので、動かない右足にも体重を乗せて歩けるように訓練をし、二か月ほどで自分の状態がわかるようになった。とはいえ、大樹さんは一か月に一度くらい動き過ぎて調子を崩すとあって、そのチェックも行う。

最近の課題は床からの立ち上がり。冬には掘り炬燵に座りたいし、転んだときにひとりで立ち上がりたいと訓練を続ける。数か月前には大島さんが付き添ってバスで外出をする訓練をし、渋谷の繁華街を歩いた。その後、妻と何度か食事に出るなど外出の機会も増えてきたが、「オーバーワークにならないように」がテーマ。大樹さんが描くのは、ひとりで近所を自由に歩き回り、公共の交通機関を使って行動したい、というイメージなので、それに沿って大島さんはストレッチとマッサージでからだをほぐしながら、歩行や立ち上がりの訓練を行う。

在宅リハビリには、デイケアに通って行う通所リハビリ（一三三ページ参照）もあるが、大樹さんの場合はモチベーションが高すぎて、適切なデイケアが見つからない。そこで長谷川医師は、今後は家での訓練だけではなく、当事者グループなどサークル的なものへと、大樹さんの参加をうながしていく方向で治療計画を立てている。

二人目の忠雄さん（七三歳）は、大樹さんとは反対に機能回復へのモチベーションが低い。大樹さんと同じころ脳出血を起こし、救急で運ばれた近所の病院からリハビリで有名なクリニックに転院したところ、機能訓練をガンガンやられて拒否反応が出た。病院からは「リハビリに協力的ではない」と言われて退院をうながされ、ケアマネジャーの紹介で長谷川医師と大島さんがかかわるようになった。

忠雄さんはもともとスポーツをしないし、動くことが好きではない。通所リハビリにも通ってもらおうとしたが拒否されたため、もっぱら自宅で体力と気力に合わせ運動量を少しずつ増やしている。からだがグラグラして安定しないのが症状の中心なので、腹筋とお尻の筋力をつけ、一本杖を使って安定して歩けるようになるのが目標だ。

　この日のリハビリはストレッチとマッサージに加えて、家の中をくまなく回り、階段の上り下りをする。一回のリハビリは約四〇分。いずれは家の外にある急な階段もうまく使ってみたいと、大島さんは考えている。

廃用症候群を防ぐリハビリ

　介護を受ける三大原因のトップと三番目の、認知症と老衰に共通するのは、からだを使わないことによる機能低下＝「廃用症候群」だ。**高齢者の大敵のひとつは「筋力の低下」**。寝こむと一週間で約一〇％、三週間で約六八％、五週間で約九六％低下するともいわれている。「入院して動かさないと寝たきりになる」といわれるゆえんはここにある。こうした廃用症候群を改善するには、「起きて座る」時間を長くしていくことがいちばんだという。

　関節も動かさないでいると、**腱、じん帯、筋肉などが硬くなる「拘縮」**を起こしやすくなる。訪問診療医や訪問看護師に同行し、患者さんのお宅を訪問すると、手足の指がねじ曲がって硬く閉じられていたり、どうしたらこんな角度になるのか、と思うほど股や膝の関節が曲がってしまった人を見ることが少なくない。そうならないためには片麻痺などの症状が出たり、寝ていることが多くなってきた段階から、理学療法士によるリハビリを行うことが必要とされる。

訪問リハビリ同行三人目の敦さん（八二歳）は、若いときの肺結核が原因で左肺の半分が機能していない。呼吸が困難な慢性呼吸不全なので人工呼吸器を使い、外出にはボンベを持参、家の中では長い酸素コードを引っ張って歩いている。

敦さんの場合は、廃用症候群にならないよう、全体の体力と筋力、呼吸機能を高めるのがリハビリの目的だ。起きているのが六時間程度なので、もう少し起きている時間を増やしたいと大島さんは考えている。イメージしているのは、敦さんが歩いて外出ができること。

「こんな状態で、生きていたってしょうがない」とぼやく敦さんだが、風邪を引いた妻を自室に入れず、同じ家の中で携帯電話を使って話している、というのを聞いていると、生きる意思はまだまだ十分ありそうだ。

同行四人目。肝細胞がんで放射線治療中の幸代さん（八一歳）は、退院後、歩行の状態がガクンと落ちた。小刻み歩行をするのでパーキンソン病を疑われたが、廃用性筋力低下ではないかと診断され、ケアマネジャーの依頼を受けて半年前から訪問リハビリを開始した。筋力トレーニングを行うと同時にシルバーカーをレンタルし、歩行トレーニングを行ったところ、丸まっていた背中が伸び、小刻み歩行もなくなってきた。

五人目は一〇年前から手のしびれを感じ、歩行困難になっていた良蔵さん（九一歳）。長年、原因不明といわれていたが、家族が近所の人から聞いたとクリニックを訪れた。長谷川医師は頸椎症性脊髄症ではないかと疑い、専門医のいる病院を紹介した。手術を受けて退院後、訪問リハビリを開始。帰宅当初は歩行器を使って家の中を歩いていたが、一年後には杖も必要なくなり、自分でストレッチができるようになった。

六人目はパーキンソン病の和夫さん（七二歳）。六年前に発病し、近所の病院に通院し始めたが、一年半前に外出先で意識を失い入院した。しかし、薬の調整中に幻覚を見て暴れるようになったため退院を迫られ、自宅に戻った。

ケアマネジャーからの依頼で、長谷川医師と大島さんがかかわった当初は、すくみ足がひどくてトイレでの方向転換ができず、声も出なかった和夫さんだが、長谷川医師の指示で病院に薬を再コントロールしてもらい、リハビリを続けるうちに歩けるようになった。長谷川医師の往診と、週二回の大島さんの訪問のほか、入浴介助のヘルパーが週二回、通所リハビリに週二回通っている。

この日の最後の訪問となる知恵さん（八九歳）は、一〇年前に視床出血で倒れ、四肢麻痺で寝たきりに。意識もほとんどない状態だ。知恵さんのリハビリは廃用症候群の防止が目的で、抱き上げて座らせ、声かけをしながら拘縮を防ぐためのマッサージとストレッチを行う。次いで嚥下反射をよくするために首回りと胸郭の運動療法リハビリをし、可動域を広げていく。始める前は歯を食いしばっていた知恵さんの顔が、リハビリの終わるころにはすっかり穏やかになっていた。

訪問リハビリを行う療法士たち

訪問リハビリや通所リハビリ（デイケア）で機能訓練を行う療法士には、大島さんのような理学療法士（ＰＴ）のほか、作業療法士（ＯＴ）、言語聴覚士（ＳＴ）がいる。

理学療法士は、起き上がりや立ち上がり、歩行など、日常生活の動作や移動の機能回復訓練や、患者のからだの筋力維持をするための運動療法やマッサージを中心に行う。通所リハビリでは筋力トレーニングのマシンや、電気刺激、温熱などの機械も使ったプログラムが組まれるが、その指導をするのも理学療法士だ。

いっぽう**作業療法士**は、工作や手芸、ゲーム、料理など、生活の中にあるすべての行動を応用して、心身に障害のある人たちの生活状態の維持や向上をはかる。作業療法では単に訓練だけを繰り返すのではなく、さまざまな「作業」に熱中しているうちに、日常生活にかかわるリハビリが受けられる、という方法を取る。病院や通所リハビリではおなじみの療法だが、訪問リハビリで作業療法士が派遣されることはまだ少ない。

そして**言語聴覚士**は、事故や脳卒中の後遺症、加齢などで、「食べる」「話す」「聴く」「表現する」といった機能に障害のある人の機能回復を支援する。とくに脳卒中後は、言語障害（失語症、構音障害）や聴覚障害、ことばの発達の遅れ、声や発音の障害など、ことばによるコミュニケーションの問題は多岐にわたる。

「うまく話せない」「文字が読めない」「話が理解できない」といった言語障害、咽頭がんなどで声帯を失い声が出にくくなる音声障害、「うまく噛めない」「うまく飲み込めない」といった嚥下障害など、言語聴覚士は問題の原因を探して検査や評価を行い、必要に応じて訓練、指導、助言などを行っている。言語聴覚士はリハビリ専門医や歯科医師の指示で、嚥下訓練、発声訓練などを行うために訪問リハビリを行うこともある。医療機関や通所リハビリ施設に問い合わせてみるといい。

リハビリも退院後は基本的には介護保険

リハビリは病院に入院し退院するまでは医療保険の対象だが、退院後の訪問リハビリでは訪問看護と同じように介護保険が優先される。原則的には介護保険の要支援・要介

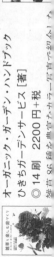

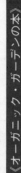

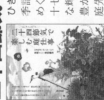

《歴史と文化を知る本》

宝石　欲望と錯覚の世界史

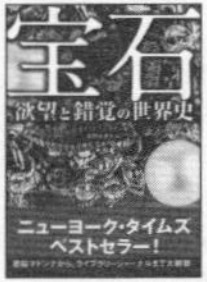

エイジャー・レイデン［著］和田佐規子［訳］
3200円＋税
宝石をめぐる歴史、ミステリー、人々の熱狂と欲望を、時間と空間を越えて、縦横無尽に語る。

歴史をつくった洋菓子たち

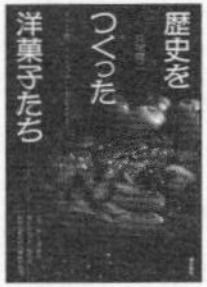

キリスト教、シェイクスピアからナポレオンまで
長尾健二［著］　2400円＋税
今に伝わる洋菓子は、どのように発明、工夫され、世界中に広がる文化へ昇華されたのか。豊富なエピソードと共にひもとく。

手話の歴史［上・下］

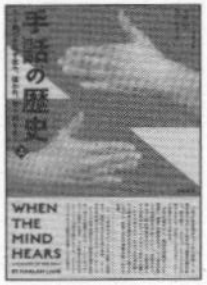

ろう者が手話を生み、奪われ、取り戻すまで
ハーラン・レイン［著］斉藤渡［訳］前田浩［監修、解説］◎2刷　各2500円+税
手話言語とろう教育の真の歴史を生き生きと描き、言語・文化の意味を問いかける。

植物と叡智の守り人

ネイティブアメリカンの植物学者が語る

《ロングセラー》

斎藤公子の保育論［新版］

斎藤公子［著］＋井尻正二［きき手］
◎2刷　1500円＋税
「さくら・さくらんぼ保育」の創設者が原点を語る。科学と実践に基づく保育理念を語ったロングセラー、待望の復刊！

狼の群れと暮らした男

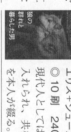

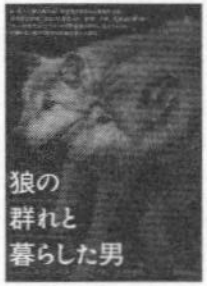

エリス＋ジューノ［著］　小牟田康彦［訳］
◎10刷　2400円＋税
現代人としてはじめて野生狼の群れに受け入れられ、共棲を成し遂げた希有な記録を本人が綴る。

筑豊のこどもたち

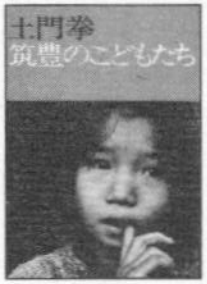

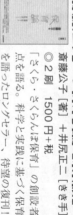

土門拳［著］◎21刷　2700円＋税
1959年暮れの九州・筑豊炭田の厳しい現実を、こどもたちの動作や表情を中心にとらえたリアリズム写真の名著。戦後写真界の巨人・土門拳の原点ともいうべき作品。

タオの気功

孫俊清［著］　◎10刷　1800円＋税

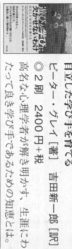

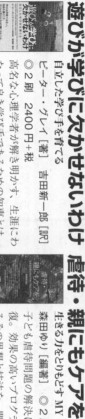

護認定を受けている六五歳以上と、四〇歳以上六五歳未満の「一六の特定疾病」の人は、介護保険を使っての訪問リハビリ、これに該当しない人が医療保険での訪問看護になる。

訪問リハビリを提供できる事業所には「医療機関」「老人保健施設」「訪問看護ステーション」の三種類があるが、このうち「医療機関」と「訪問看護ステーション」の二つの事業所では「介護保険」と「医療保険」の二つの保険を取り扱うことができる。

訪問リハビリは二〇分を一回として、週六回まで受けることができる。一二〇分の範囲内であれば連続可能なので、一日四〇分なら週三日、一日六〇分なら週二日行うことができる。訪問リハビリの料金は、一回二〇分で二九〇単位。訪問リハビリを一回四〇分ずつ週二回（月八回）受けた場合、一割負担の人が支払う月額は基本料で四六四〇円となる。

退院日から一か月以内であれば、週二回以上、一日四〇分以上の「**短期集中リハビリ**」を受けることもできる。また、訪問リハビリを受けていて、急に容態が悪化し、一時的にADLが低下した場合は、同じように一時的に集中的な訪問リハビリテーションが受けられる。医療保険と介護保険の併用などについては、訪問看護と同じように非常にややこしいので、その都度、訪問リハビリを依頼している医療機関や訪問看護ステーションに聞くことをおすすめする。

保険適用もできるマッサージや鍼灸とは？

長年の腰痛もちで肩こりもちとあって、マッサージや鍼にはずいぶんお世話になった。転倒してお尻の仙骨を折ったときは、健康保険適用の鍼灸にもずいぶん助けられた。だから、鍼灸やマッサージが、さまざまな障害をもちながら自宅療養をする人にとって、症状を軽くするすぐれた対処療法だということは、身をもって知っている。とくにがんのターミナルケアでは、マッサージは血流をうながし、浮腫などによる痛みも軽くなるとあって利用する人も多い。

ただし悩みの種は、通常一回四〇〇〇～五〇〇〇円はする料金の高さ。週に何回も気軽に利用するわけにはいかない。だが、**主治医に「施術同意書」を書いてもらえば**、あんま・マッサージ・指圧、はり・きゅうに関しても医療保険の保険適用となる。

といっても、すべてが健康保険の対象になるわけではないし、国家資格ではないリンパドレナージュやアロマテラピーなどは制度に組み込まれてはいない。あんま・マッサージ・指圧で健康保険の「療養費制度」の利用対象となるのは、関節拘縮や筋麻痺などの症状があって、医療上でマッサージの必要性が認められた人。はり・きゅうの施術の対象は、神経痛、リウマチ、頸腕性症候群、五十肩、腰痛症、頸椎捻挫後遺症の六疾患をもつ人に原則的には限られている。

あんま・マッサージ・指圧とはり・きゅうを医療保険で受けるには、いずれも主治医の同意書を三か月ごとに更新する必要がある。あんま・マッサージ・指圧は最大五か所までの施術が認められていて、療養費は一か所につき三四〇円、関節の変形や拘縮を緩和する変形徒手矯正術は七八〇円。はり・きゅうのほうは、どちらか片方の場合は初回一六一〇円、二回目から一五四〇円。併用の場合は初回が一六六〇円、二回目以降は一五八〇円となっている。訪問施療を行う場合は、これに交通費としての「往療料」（片道四キロ以内　二三〇〇円など）がかかる。

病院でリハビリを受けられる日数が減り、しかも、地域ではリハビリの供給が少ないとあって、最近、健康保険による「訪問マッサージ」をする治療院が増えてきた。中には「リハビリマッサージ」などとまぎらわしい呼び方をしているところもあるため、医療の側からは「リハビリ専門職でもないのに」と苦々しい意見が出ることが少なくない。

だが、在宅医療ではマッサージの効用を認め、良質な治療院と連携を取っている医師も多いので、痛みなどに苦しむ人は保険適用について聞いてみるといい。併用ができる場合、できない場合なども含めて、助言をしてくれるはずだ。

訪問歯科医

「口腔ケア」の二つの目的

在宅医療に関心をもち始めてから覆されたのは、リハビリに対する認識ばかりではない。東日本大震災で被災地に駆けつけた歯科衛生士の牛山京子さんや小宮山ひろみさんからは、メーリングリストを通じて「口腔ケア」の大切さを学ばせてもらった。

被災してから一度も歯磨きをしていないので、舌苔がびっしりできて口がうまく開かなくなった人、入れ歯を流されて食事を摂れなくなってしまった人、逆に入れ歯をはずさないままでいたため歯肉炎症を起こして食べられなくなってしまった人、口腔ケアが終わったあと「食事がおいしくなった」と抱きついて喜んでくれたおばあさん……。

口腔ケア用具を使って口の中を清潔にすると同時に、口の体操などを行って被災者の「食べる」を支援する歯科衛生士さんたちから届く、現地発のメールは衝撃的だった。

ふだんはあまり考えたことのない「口の健康」と「生きる」ことのつながりをまざまざ

と知らせてくれたからだ。

その後、高齢者の多い療養型病院で、脳血管疾患、認知症などの病気をもつ、とくに寝たきり高齢者の口の中のすさまじい状況を見せてもらいながら、歯科衛生士さんの話を聞く機会を得て、「口腔ケア」がさらに身近になった。

「口腔ケア」には二つの目的がある。ひとつは「**清潔な口をつくる**」。そして、もうひとつは「動く口」をつくって、「**食べられる口**」にすること。だが、ふつう私たちが通う歯科の目的は、虫歯の治療と歯周病の予防と治療、義歯や入れ歯をつくることに限定されている。

口が動いているうちはいいが、病気によってからだの機能が低下すると、歯だけではなく口の中全体の清潔が保てなくなる。とくに脳卒中などで麻痺が残ったりすると、麻痺のある側の舌や口蓋に痰が付着するなど汚れが多くなり、認知症の人も口の中の清潔がなかなか保てない。そうなると、さまざまな感染症を起こしやすくなってくる。

さらに、「咀嚼する（噛む）」「嚥下」「飲み込む」という口の機能が低下すると、食事が摂れなくなるばかりか言葉も不明瞭になる。もうひとつの大きな問題は、食道に入るべき飲食物や口の中の汚れた唾液が気管に入り、高齢者の死因の最大原因のひとつである誤嚥性肺炎の原因となることだ。この誤嚥性肺炎との関係が認められるようになってから、口腔ケアの「二つの目的」が注目されてきた。

「食べられる口」は「生きられる口」

山梨県の歯科衛生士、牛山京子さんは在宅訪問口腔ケアの草分けだ。牛山さんがこの仕事にかかわり始めた一九八六年には、在宅療養をする患者は「できるだけ静かに」寝ているのがいいとされ、からだは廃用症候群、口腔内の状態も劣悪で、食べられなくなって最後は摂食嚥下障害と誤嚥性肺炎で亡くなる人が大半だった。それと変わらない状況が、三〇年以上たった今も、老々介護が多くなった日本中に潜んでいるという。

牛山さんがまとめた「要介護高齢者の口腔内の特徴」を見ると、①口腔機能が低下すると、咀嚼、嚥下機能も低下し、自浄作用も低下する　②唾液分泌量が低下すると、唾液がネバネバしてくる　③食べ物が粘膜に付着すると、自浄作用が低下する　④虫歯が多い。痛みを感じにくい　⑤歯周病が多い　⑥口腔乾燥症。口呼吸によってドライマウスになる　⑦粘膜疾患、口腔カンジダ症などが多くなる――と、高齢者の口の中の様子がよくわかる。

介護家族を対象とした私のアンケートでは、在宅医療を利用している（いた）人のうち、約三割が「訪問歯科医を利用している（いた）」と答えていた。しかし、実際に訪問する歯科医の多くは虫歯や歯周病の治療、入れ歯の調整、抜歯といった「治療」に終始し、「口腔ケア」にはなかなか至っていなかった。

そんな中、「在宅における口腔ケア、摂食・嚥下リハビリテーション」をめざす在宅歯科医と病院の歯科口腔外科の医師が、「全国在宅歯科医療・口腔ケア連絡会」を立ち上げ、二〇一五年には「療養者の口から食べること、会話によるコミュニケーション等、生活を支える」を目的として**「全国在宅療養支援歯科診療所連絡会」**と改名した。連絡会ではネットワークを通じて、口腔ケアの普及・推進と食支援を全国に広げている。

この連絡会の発起人のひとりでもある訪問歯科医の五島朋幸さんは、二〇年前に新宿区で訪問歯科を始めたとき、在宅での高齢者の「摂食・嚥下障害」の現実に衝撃を受け「食支援」を開始した。そして、「最期まで口から食べられる街、新宿」をモットーに、医療職と介護職が連携して食支援をテーマに、二〇〇九年に「新宿食支援研究会」を発足。在宅医、歯科医師、病院医師、看護師、訪問リハ職、管理栄養士、歯科衛生士、ケアマネジャー、ヘルパー、福祉用具専門相談員など、現在では毎月二〇職種、一五〇人以上のメンバーが集まって多職種による在宅ケア支援を進めている。

研究会では、①介護職とくに訪問ヘルパーの食に対する意識の向上　②食支援にかかわる多職種ネットワークづくり　③地域での食支援の実践――を掲げ、いくつものワーキンググループが活動している。そのひとつがケアマネジャーの呼びかけで、退院時から多職種がかかわって食支援を行う「食支援ケアマネジメント」。これは患者の病院での退院時のカンファレンスに、ケアマネジャー、在宅主治医、訪問看護師、歯科医師、歯科衛生士、管理栄養士、ホームヘルパーまでが参加し、病院からの情報を得て、在宅スタッフがタッグを組むというものだ。

そして、もうひとつ当初から注目されてきたのが、それまで個々では活躍する場のなかった歯科衛生士と管理栄養士による「地域食支援グループ　ハッピーリーブス」。「食支援」をテーマに研究会を定期的に開き、医療と介護の〝多職種連携〟をめざす動きが各地で広がってきたが、歯科医の五島さんの指導で、歯科衛生士と管理栄養士が具体的な「食支援」の発信を続けたことが、大きな役割を果たしている。

「食支援」はこんなふうに行う

歯科衛生士の篠原弓月さんと管理栄養士の安田淑子さんのチームに、在宅での「食支援」の現場を見せてもらった。訪問したのは誤嚥性肺炎を起こして入院し、退院して自宅に戻ってきたらミキサー食しか食べられなくなっていた和江さん（九二歳）のお宅。「食べるのが何よりも好き」だった和江さんが、味気ないミキサー食しか食べられなくなったことにショックを受けた娘の達子さんが病院の担当医に相談すると、五島医師を紹介してくれた。達子さんから依頼を受けた五島医師はまず、篠原さんと安田さんを和江さん宅に送り、和江さんの口腔機能のチェックと栄養評価を行った。

次に歯科医の五島さんが訪問し、実際に和江さんに食べてもらいながら「咀嚼」「嚥下」「飲み込み」などの口腔機能をチェックした。五島医師の口腔機能チェックには、ときにはサラダせんべいやスルメが使われるが、スルメを使って「噛む」訓練を続けているうちに、**胃ろうをつけて口からの食事制限を受けていた人が、ステーキを口から食べられるようになった**こともあるという。

五島さんの評価をもとにチームは「食支援プラン」を立てた。そして篠原さんが口腔ケアとマッサージをしながら口腔リハビリを、安田さんがミキサー食からの脱却をめざして、味と形をそのままにしたやわらか食品などを紹介するうちに、和江さんはだんだんふつうの食事ができるようになった。

病院から戻ってきたばかりは寝たきり。その後三か月くらいは寝ていることが多かった和江さんだが、六か月たった今ではデイに週五日間楽しく通い、食事もやわらかいものであればほとんど問題なく食べられている。

同行した日、一週間の献立ノートを見せてもらいながら、栄養士の安田さんが娘の達子さんから食事状況を聞いている間に、篠原さんが和江さんの口腔ケアと口腔体操を開始した。

口腔体操は、こんなふうに進む。深呼吸（手を上げる）→首を左右に→大きく口を開け「あ〜ん」「い〜う」と口唇を意識して動かしながら発声→口をぶくぶく→舌を上下に何度か動かす、といった口の運動をしながら、口のすぼまり、動き、息の長さ、唇の力、頬の筋力（入れ歯が落ちない、入れ歯が痛くなくなる、ずれない）を見ていく。

それから速度を上げながら「ツバ、ごっくん」を何度か行ったあとは、「パッパッパッ」「タッタッタッタッ」「カッカッカッ」など舌や唇を動かしながら発声し、咳をする訓練を行って息を「はっ！」と勢いよく吐く。今度は「ふ〜」と大きく深呼吸したら、両手を組んで声を出しながら互いに押す「エイエイオー」。そして最後に歌を歌う。

まずは音階を歌い、手でグーパーを出しながら「もしもしかめよ」など、篠原さんの顔を見ながら一緒に歌ううちに、和江さんの声はだんだん大きくなって、歌を歌い終えると「ああ、楽しかった」とにっこり。この間、約一時間。

その後、チームは和江さんがお昼に野菜と肉入りうどんを食べる姿を観察した。うどんの噛み具合、咀嚼の動き、嚥下する喉の動き。和江さんは見事にすすって噛んで完食した。

訪問歯科医と「食支援」の利用料は？

訪問歯科医への支払いは在宅医と同じように医療保険とあって、自己負担は一～三割。基本料金の「歯科訪問診療」は一人の場合一〇三六点。介護認定を受けている人には、「居宅療養管理指導料」が五〇九単位（自己負担一割の人は約五〇九円）加算されることがあるが、再診療費などはかからない。あとはおおむね外来の歯科と同じ料金だ。

口腔ケアの必要がある人は、歯科医の診療（医療保険対応）を受けたあと、歯科医の指示書に基づき、歯科衛生士が単独で口腔ケアを行うことができる。これは介護保険対応一回三五六単位で、利用できるのは月四回まで。また、管理栄養士がかかわる場合は、主治医の診察（医療保険対応）後、主治医の指示書に基づき、一回につき五三九単位（一割負担で五三九円）で月二回まで訪問栄養指導（介護保険対応）ができる。これらは**介護保険の限度枠以外のサービスとなる**ので、限度額いっぱいの人も一～三割負担で利用することができることを知っておきたい。

「食支援」でかかるお金をざっくりと計算すると、要介護認定を受けている口腔ケアの必要のある一割負担の人が、歯科医を月一回、歯科衛生士を月四回、管理栄養士を月二回利用したとすると、一〇三六円＋五〇九円（歯科医分）＋三五六円×四（歯科衛生士分）＋五三九円×二（管理栄養士分）＋三〇〇円×二（医師、歯科医指示書）＝四六四七円が自己負担分。歯の治療などがあるときは、ここにその費用が加わることになる。

「ハッピーリーブス」の篠原さんと安田さんの初仕事は、進行性難病の男性だった。訪問診療医から「食事が摂れていない」と五島医師に依頼があり、訪問すると口が閉じない状態になっていた。

「どうやって食べているのか」と、息子に頼んで食事の様子を見せてもらうと、ヘルパーが開いている男性の口に食べ物を流し込み、飲み込めないと牛乳で無理やり流し込んでいた。これでは食事が十分に摂れないのも当然だ。

そこで、五島医師は安田さんと篠原さんを連れて再訪問。嚥下訓練用ゼリーとペーストをひとつずつ試し、それをみんなで評価しながら、食べるときの姿勢や食事介助方法をピンポイントで見つけた。

本人の舌がうまく動かずスプーンでは食べ物が喉に入らないため、チューブ状の飲み口が喉の奥まで届くような容器を使い、喉に入りやすい顔の向きも見つけて、高カロリーの食事を摂ってもらいながら、口腔リハビリを続けた。

すると、当初は口を開けて寝ているだけだったのが、男性はベッドの柵を握って寝返りができるようになった。半年ほどたつと口も閉じられるようになり、声をかけるとにっこり笑い、数語を発するようになった。反応がないのは認知症が進んでいたからではなく、口の機能が低下していたためだった。

男性はその後、風邪をこじらせて肺炎を起こし、病院で亡くなったが、自宅で看取りたいと言っていた息子は、安田さんと篠原さんにお礼とともにこう言ったという。

「最期まで生きることをがんばってくれた、父を誇りに思います」

口には「生命を維持する」ことと「人と人との円滑なコミュニケーションをはかる」などの役割があると、五島医師は言う。消化管の入り口でもある口の健康は、全身の健康の源でもある。

歯科の仕事はそもそも食支援だと五島医師は言う。同医師の主宰する新宿食支援研究会では、食支援の定義を次のように定めている。①適切な栄養摂取　②経口摂取の維持　③食を楽しむことを目的として、リスクマネジメントの視点を持ち、適切な支援を行っていくこと。

自分の親や友人たちを含め、高齢者の生活を見守るなかで、常に感じているのは「自分の好きなものを最期まで食べられる幸せ」だ。どうしたらそうできるのかを、私たちも日々の生活のなかで考えていきたい。

訪問薬剤師

薬の専門家としての「在宅」への参加

訪問薬剤師の仕事に初めて出会ったのは、二〇一二年に昭和薬科大学で開かれたフォーラムで、「がん患者の退院から看取りまでの在宅支援」をテーマにしたワークショップに、薬剤師さんたちに交じって参加したときだった。私が参加したのはアドバンスコース。なんと「大腸がん末期（肝臓、肺への転移あり）の人を、訪問薬剤師だけで看取る」という、ベテラン訪問薬剤師たちでも「こんなのあり？」というほどハードルの高い設定のワークショップだった。

グループメンバーのほとんどは、在宅訪問を実際にやっている薬局の薬剤師。緩和ケアへの知識も実に豊富で、中には緩和ケアのできる医師が地域にいないので、「ウチはこれに近いことをやってます」という薬剤師さんもいた。保守的な地元の医師会が在宅医療に消極的で、診療所の医師が往診にもなかなか応じないため、緩和ケアの薬剤知識が豊富で医療用麻薬の取り扱い免許をもつ薬剤師が、病院の医師に頼まれて患者宅を訪問しているのが、その地域の実情だという。

ワークショップでは、患者の容態の変化に合わせた問題提起が次々とあり、それに即して薬剤師たちは変えるべき薬剤の種類や経管栄養の量を討論しながら、どうやって患者を安らかに看取るかを話し合っていく。

私が参加したグループでは、医師がいないという条件だったにもかかわらず、強引に薬剤師だけで患者を看取ってしまったが、もうひとつのグループでは、いよいよとなったとき仕方なく救急車を呼んだ。そう、**医師なしでは看取りはできない**、ということを私たちのグループは忘れていたのだった。

実際の在宅医療の現場では、さすがにそこまで薬剤師が関与することはないが、「薬を自宅に届けたり、患者の相談に乗る」だけではなく、「**薬を適正に届け、適正に飲んでもらう**」のが在宅での薬剤師の役割、と考える訪問薬剤師が年々増えてきた。

東京と神奈川にグループをもつ徳永薬局には「在宅部」があり、医療機関、医師、看護師、ケアマネジャー、本人や家族からの依頼で、医師の処方箋をもとに薬や医療材料、衛生材料などを患者宅に届けている。

薬剤師による自宅への訪問が必要な利用者は、さまざまな病気を抱えている。しかも、長年にわたっていくつかの病院や診療所にかかっていることが多いので、訪問薬剤師の小林輝信さんが初めて利用者の家を訪問したときに、いちばん最初に行うのは薬の整理。中にはいつ手に入れたものかわからない薬もあるので、利用者と家族に丁寧に説明しながら、きちんと整理していく。

利用者がうまく薬を飲めていない場合は、その原因を考える。飲み忘れや飲みまちがいが多い人には薬を一包化し、飲む回数も少なくなるよう調整して、カレンダー形式になった「服薬カレンダー」や、仕切りのついた「服薬管理ボックス」を紹介する。薬を理解してもらうために、一包化した薬に日付を入れる作業を本人や家族と一緒にすることもある。本人や家族から話を聞いて、錠剤やカプセルのままでは飲みにくいことがわかったら粉末にしたりして、嚥下ゼリーと一緒に飲んでもらうことも提案する。

薬の効果や副作用のチェックをするのも、訪問薬剤師の仕事だ。訪問薬剤師は定期的に訪問するので、自宅での利用者の体調やADL（日常生活動作）の変化を実際に見ることができる。主治医が処方した薬が合わないこともあるので、薬がちゃんと効いているのか、副作用がないかを見極めるのも大切な役割となる。

薬がうまく効いていなかったり、副作用が出ている場合は、小林さんは主治医に報告して薬の変更を提案する。訪問薬剤師が本領を発揮するのは、ときには麻薬を使うがんの疼痛管理だが、麻薬への不安をもつ患者や家族には、医師と訪問薬剤師が協力して説明すると安心することが多いという。そういう意味でも、医師、看護師、歯科医師、ケアマネジャーなどの医療・介護・福祉が連携する「在宅ケアチーム」の一員として、薬剤師が参加することがもう少しできれば、と小林さんは願っている。

なお、介護保険では月四回まで薬剤師による「居宅管理指導」のサービスがあり、薬局薬剤師では一回五〇九円で利用できる。末期がんの人と中心静脈栄養を受けている人は疼痛管理の薬や輸液が頻繁に必要になるので、月八回までの利用が可能だ。

在宅ケア なぎささん（五三歳）の意見

私の場合、職場の理解、経験豊富で熱心なケアマネジャー、医師、看護師、理学療法士、ヘルパーなど、医療・介護にかかわるすべての人に恵まれ、両親が病を抱えていたとはいえ、寝たきりまでには至らなかったことで、充分なケアを受けることができました。けれども、介護仲間（友人や同僚、親戚）との会話からは、このような「幸運」に恵まれることのほうが少ないように思います。以下、あくまでも私見ですが、思いつくままに記載させていただきます。

■介護度の認定について＝居住する市町村の財政状態が介護サービスの質に影響する……。これは介護度の認定にも影響するようです。

■介護認定する人の知識や、経験の差が大きく影響する（医師、ケアマネジャーを含めて）……。たとえばパーキンソン病の場合、薬が効いているときと切れたときの差が激しい。通院する場合や面談の場合、受けるほうは気をつかって「よい状態のときに」と、薬が効いているときに行くことが多いが、それを理解していないため、〝軽い〟認定になってしまうことが往々にしてある。

■介護者側の問題＝訪問リハビリや訪問歯科についての情報を知らない人が多い……。ほかのサービスに比べて知名度が低いので、私は友人・知人に宣伝しまくっていました。

■団塊以前の世代は、介護サービスに対して抵抗があるのではないか……。父が母の介護をしていたとき、「息抜きを」と説得しても「僕がやる」ときかず、母の骨折をきっかけに「入浴が必要」と説き伏せて、やっとデイサービスとヘルパーを受け入れました。

■専業主婦にも介護サービスを受けることにためらいがあるのではないか……。仕事という「大義名分」がないと踏み切れない場合もあると思われます。介護する側の息抜きが絶対必要、という理解がまだまだ不足しています。

■兄弟姉妹の間での意見の食いちがいが、介護者のストレスになる……。私はひとりっ子なので、「自分で決める」「腹をくくる」ことができましたが、兄弟姉妹のある場合、友人の話ではそれぞれの思いがぶつかって大変なようです。

■医療・介護サービスにかかわる方たちについて＝現場が忙しすぎる……。絶対数の不足、地域別の偏りなど、そこで踏ん張っている方たちの善意に頼りすぎているのでは？　医師・看護師の業務が多すぎると聞いたことがあります。米国では事務処理などが分担されていると聞きましたが……。

■医療・介護にかかわる人の待遇改善＝とくに介護にかかわる方々の待遇改善は絶対必要です……。

歴史的に「嫁＝女性」が対応してきたこと、ヘルパーをはじめ、女性が圧倒的に多いからかもしれませんが、「ヒトというイキモノ」を扱う責任の重い仕事ですから、それに見合う待遇が必要です。

■「介護サービス」に対する考え方を転換すべき……。日本人はとくに「サービスはタダ」式の考え方をする人が多いようですが、本来は「報酬」を伴うもの。経済的に苦しい方は別として、ブランド品や海外旅行、高級レストラン、ホテルなどにはお金を惜しまないのに、介護などの行政サービスになると支払いを惜しむようになるのはなぜでしょうか？

以前、友人が「安い、ってことは誰かがどこかで泣いてるんだよね」と言っていましたが、介護にかかわる人たちの待遇がよくないと、「よいサービス」は受けられないと思うのです。他人への要求ばかり厳しい人が多すぎると思います。

第4章

介護保険を使いこなす

「介護」の準備、してますか？

本を何冊か出す中で、人前で話すことが増えてきた。そんな折、会場の人たちに尋ねることのひとつが、介護保険についてどの程度知っているかということだ。多くの人は自分が健康なときには、医療や介護のことなんか考えない。しかし、聞き手の中心は六〇~七〇代なのに、介護保険に対する実際の知識は驚くほど低く、「地域包括支援センター」なんて聞いたこともない、という人が聞き手の三分の二以上いることもある。

介護保険サービスを受けている要支援・要介護認定者は、六五〇〇万人を超えた。六五歳以上の一八％超が介護保険サービスを受けている。とはいえ、六〇代で介護を受けている人は約三％しかいない。七〇~七五歳でも六％。このあたりまでは元気な高齢者が九割以上とあって、「介護」は感覚としてまだ遠いようだ。

しかし、**要支援・要介護認定者は七五歳から増えてくる**。八〇代前半になると約三割、八五歳を過ぎると六割近くの人が要介護状態。しかも、これからは介護費削減を目的に、介護サービスはますますやせ細っていく。一律一割だった利用者負担は二割、三割の人も登場し、その割合を増やしていくことも検討事項となっている。さらに「要支援一・二」の訪問介護と通所介護が、国の介護保険制度から市区町村の「介護予防・日常生活支援総合事業（総合事業）」に移行した。これをきっかけに「要介護一・二」までを「軽度者」とし、介護保険から総合事業に移していこうという意見は、依然として根強い。

まずは「要介護認定」の申請から

介護と医療がダブルでやってくる在宅療養で大切なのは、公的補助のシステムを知ることだ。その第一歩が介護保険制度。介護保険サービスを受けられるのは六五歳以上で要支援・要介護認定された人だが、四〇歳以上六五歳未満でも「一六の特定疾病」に認定されている人は、介護保険のサービスを受けることができることを知っておこう。

要介護認定申請の窓口は、市区町村の「介護保険担当」窓口と「地域包括支援センター」だが、後者は「高齢者相談センター」など自治体によって名称がちがうこともある。

ワンストップで高齢者に総合的な相談と支援を行う地域包括支援センターでは、社会福祉士、ケアマネジャー、看護師、保健師などの専門職が、要介護認定申請や高齢者に関する総合的な相談、介護予防などを行っている。

要介護認定申請時に必要なのは、六五歳になると自宅に届く利用者の介護被保険者証と印鑑、市区町村から「意見書」を依頼するための主治医（かかりつけ医）の名前や連絡先など。自治体によっては申請時に「主治医の意見書」が必要になることもある。

要介護認定を申請すると、利用者本人の心身の状態を調べるための「訪問調査」があるが、その際には**家族など介護者が立ち会う**ことをお勧めする。というのは、本人が調査員にいいところを見せようとがんばってしまいがちなので、終わったあと追いかけて調査員に実情を伝え、「特記事項」として報告してもらわなければならないからだ。

要介護認定調査で本人が答えを聞かれる七四項目の「基本調査」は、**からだの自立度が中心になっている**ので、この「追いかけ」をやらないと低い判定になってしまいがち。とくに認知症の人はからだの機能が「自立」していて、とりつくろいがうまいことが多いため、不当に低く判定されるケースが目立つ。この**「特記事項」と「主治医意見書」がしっかりしていれば、判定の好材料になる。**

要介護度が認定されたら

要介護認定調査が終わると調査の結果が入力され、コンピュータによる一次判定が出る。その後、複数の専門家による「介護認定審議会」が主治医の意見書、特記事項を考慮しながら二次判定をし、「要支援一～二」「要介護一～五」の七段階が決められる。

介護保険の申請からサービスを利用するまでの流れ

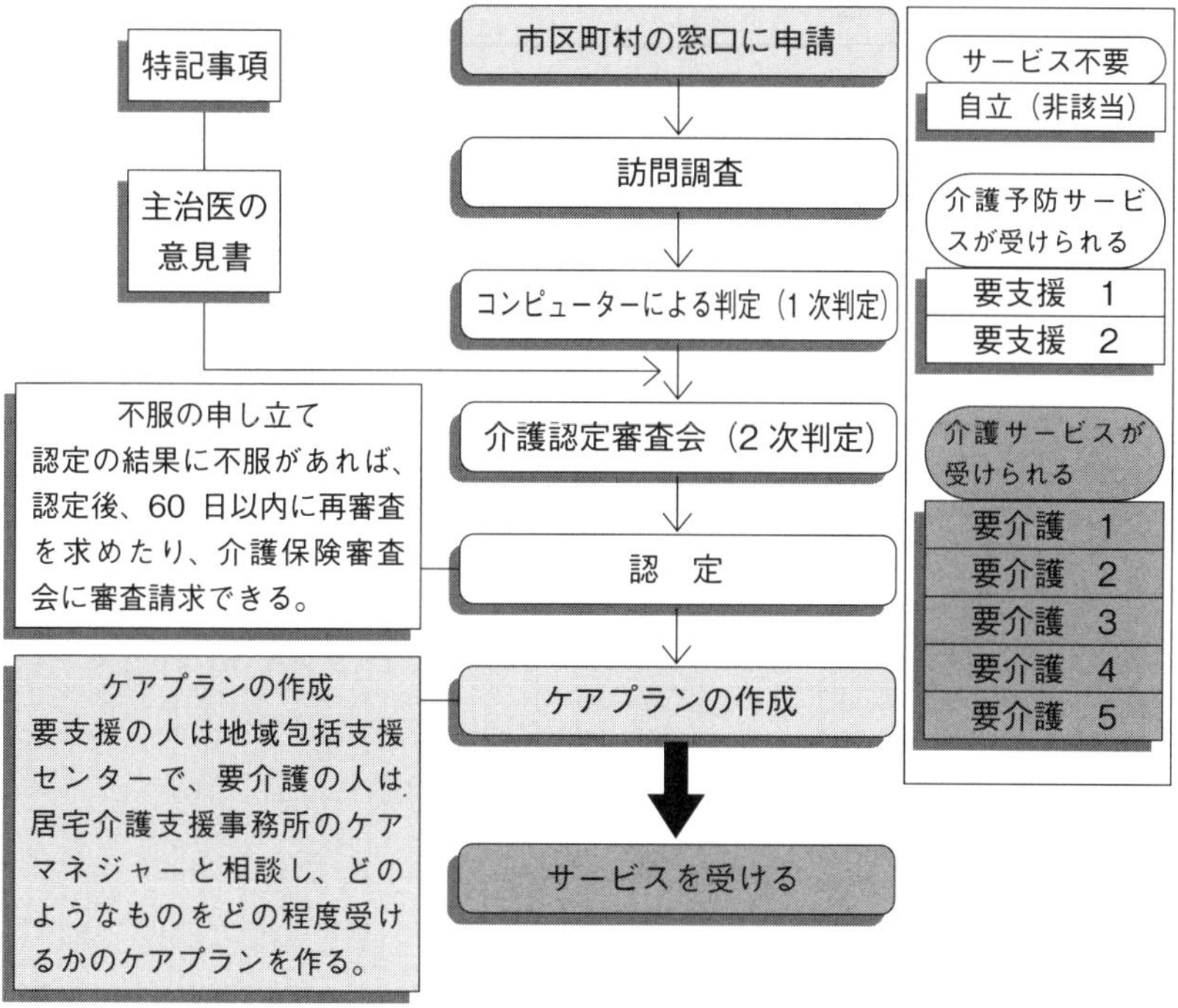

要介護認定の結果が出るまでは、一か月程度かかるが、その間に介護サービスが必要であれば前倒しで「資格者証」を交付してもらうこともできる。予想していたよりも軽い認定結果が出てしまうと、超過した分が全額自己負担になってしまうが、要介護申請は入院していてもできるので、退院の日程が迫っているときや、急に介護サービスが必要となったときには、介護保険サービスを前倒しで利用できることも覚えておきたい。

要介護認定の有効期間は、新規と変更申請では六～一二か月、更新は心身の状態が一定期間安定している場合は、有効期限が三年まで延長される。また、有効期間内に重度化してしまったときには、要介護度の変更申請ができ、認定結果に納得できないときは**認定から六〇日以内に、都道府県の介護保険審査会に再審査の申し立て**をすることができる。再審査については、必要性を説明すれば行うケースが多いので、あきらめずに申し立てをしてみよう。要介護の状態区分と支給限度額は一三一ページに示した。

要介護認定が下りたら、**本人や家族の身になって考えてくれるケアマネジャーを選ぼう**。ケアマネジャーの仕事はケアプラン（介護プラン）を作成し、介護事業所や在宅医療チームと連絡・調整をしながら介護サービスを取りまとめる役目。介護の質はケアマネジャーによって決まる、といってもいいので、選択は慎重にしたい。

ケアプランというのは利用者本人や家族の生活、介護の実情に合った目標を設定し、どんなサービスをいつ、どの事業者から利用するかを決めるサービス利用計画。要支援では地域包括支援センターのケアマネジャー、要介護では利用者が選んだケアマネジャーが作成するのが一般的だが、要支援でも引き受けるケアマネジャーがいれば自分で選ぶことができるし、セルフケアプランといって、ケアプランを利用者本人や介護家族が作成することも自治体によっては可能となっている。

ケアマネジャーのアテがないときには、もよりの地域包括支援センターや市区町村の介護保険課に相談すると、ケアマネジャーが所属する近隣の「居宅介護支援事業所」を紹介してくれる。しかし、どこの誰がいいとまでは教えてくれないので、リストをもとに自宅周辺の事業所を訪ねるところから始めてみよう。少なくとも三軒は当たって実際に事業所の雰囲気などを体感し、ケアマネジャーと話をしてみると比較ができる。

医療的なケアや病状観察の必要性の高いときには、〝多職種連携〟などに積極的に取り組んでいるケアマネジャーや、看護師出身のケアマネジャーを探したり、病院の医療連携室やかかりつけ医から紹介してもらうと、医療と介護がつながりやすいだろう。

本人仕様のケアプランとは

ケアマネジャーが決まったら、次は利用できる限度額（支給限度額）を見ながら一緒にケアプランを立てる。介護保険で自己負担として利用者が支払うのはその限度額の一〜三割で、残りの九〜七割は介護保険（国と地方自治体）の負担となる。

介護保険のサービスは、**「居宅サービス」と「施設サービス」**に大別される。自宅で利用できるのは「居宅サービス」で、ホームヘルパーによる「訪問介護」をはじめ、施設に通って食事や入浴、レクリエーションをする通所介護の「デイサービス」とリハビリなどの機能訓練を行う「デイケア」。看護師が訪問する「訪問看護」、自宅で機能訓練を行う「訪問リハビリテーション」、移動入浴車で介護職員や看護師が訪問する「訪問入浴サービス」、施設に短期入所する「ショートステイ」、介護ベッドなどを借りられる「福祉用具レンタル」、手すりの取り付けや段差解消などの「住宅改修」などがある。

こうした介護サービスを、**利用者本人の状態や希望をもとに**組み立てていくのがケアプラン。必要なサービスは利用者によってちがうし、在宅療養では医療費もかかるので、家庭の事情や家計の現状も考えながらケアマネジャーと相談していくことが大切だ。それにはある程度、サービスの内容と単位数の概要を知っておくといいだろう。

巻末資料二ページ以降に介護サービスの種類と料金のめやすをまとめた。介護報酬は「単位」で算定され、一点一〇円を基本に地域（一級から六級）によって加算がつくが、本書では基本の一点一〇円で計算して、一割負担の場合のめやすを出している。

要介護認定の判定のめやすと要介護区分による支給限度額

	身体の状態	居宅サービス費の支給限度基準額（月額）	自己負担額（左記の１割）	
要支援1	要介護状態とは認められないが、社会的支援を必要とする状態 （例）食事や排泄などはほとんどひとりでできるが、立ち上がりや片足での立位保持などの動作に何らかの支えを必要とすることがある。	50,320円	5,032円	予防給付
要支援2	生活の一部について部分的に介護を必要とする状態 （例）食事や排泄はひとりでできるが、ときどき介助が必要な場合がある。この状態に該当する人のうち、適切な介護予防サービスの利用により、状態の維持や、改善が見込まれる人については要支援２と認定される。	105,310円	10,531円	
要介護1		167,560円	16,756円	介護給付
要介護2	軽度の介護を必要とする状態 （例）食事や排泄に何らかの介助を必要とすることがある。立ち上がりや片足での立位保持、歩行などに何らかの支えが必要。	197,050円	19,705円	
要介護3	中等度の介護を必要とする状態 （例）食事や排泄に一部介助が必要。立ち上がりや片足での立位保持などがひとりでできない。	270,480円	27,048円	
要介護4	重度の介護を必要とする状態 （例）食事にときどき介助が必要で、排泄、入浴、衣服の着脱には全面的な介助が必要。立ち上がりや両足での立位保持がひとりではほとんどできない。	309,380円	30,938円	
要介護5	最重度の介護を必要とする状態 （例）食事や排泄がひとりでできないなど、日常生活を遂行する能力が著しく低下している。	362,170円	36,217円	

公益財団法人生命保険文化センター「介護保障ガイド」をもとに作成

在宅療養を助ける介護サービス

訪問介護は在宅介護の基本

介護保険サービスの中で、もっとも利用されているのが、自宅にヘルパーが通う「訪問介護」と、デイサービスに通う「通所介護」。訪問介護ではホームヘルパーなどが利用者の自宅を訪問し、調理、洗濯、掃除、買い物などの「生活援助」と、入浴、排せつ、食事介助などの「身体介護」を行いながら、本人の在宅生活をサポートする。

訪問介護サービスは、本人の生活を支えることが目的なので、介護保険ではできないことも多い。大別すると、①要介護・要支援認定のない家族への援助　②ヘルパーの仕事ではないこと　③日常の家事を超える仕事で、①に相当するのは、家族の食事づくりや部屋の掃除、②ではマッサージやリハビリなど他の専門職が行う仕事や、金銭管理、留守番、茶飲み相手、散歩や旅行の同伴など、③では大掃除、庭の草むしり、ペットの世話などは不可。

訪問介護サービスの利用料は介護の種類と時間で計算され、時間は二〇分未満から六〇分以上まで、種類は「生活援助」か「身体」かに分けられ、おのおの時間区分と料金が異なる。たとえば、生活援助では四五分以上が二二三単位（一割負担で二二三〇円）、身体介護では三〇分以上六〇分未満で三九四単位（同三九四〇円）、支払うのはその一～三割となる。

デイサービスとデイケアはどうちがう？

介護保険の「通所サービス」には、「デイサービス」と「デイケア」があるが、どちらも自宅への送迎があり、昼食と入浴をしながら日中の数時間を過ごすとあって、そのちがいがわかりにくい。

異なるのはその機能だ。デイサービスは「通所介護」とあるように、レクリエーションが中心で、民間の通所サービス、特別養護老人ホームに通う。いっぽうデイケアは「通所リハビリテーション」とあるように、機能訓練とリハビリが中心で、介護老人保健施設（老健）、病院、診療所などにある施設に通う。デイケアに通うには「主治医がリハビリの必要性を認めたとき」という条件があるが、実際のハードルは低い。

昼食と入浴があり、高齢者が日中の大半を過ごすデイサービスやデイケアは、本人にとっては社会参加の場、介護家族にとっては介護負担を軽減できる場として利用されているが、女性利用者が圧倒的に多いデイサービスを苦手とする男性も多い。その点では目的のあるデイケアや、近年、急増しているリハビリなどを売り物にした短時間（三時間）のデイサービスのほうが、男性にとっては行きやすいかもしれない。ただし、短時間デイには昼食と入浴はない。

利用者の自己負担は一割負担の場合、七〜九時間で一回六五六円（要介護一）〜一一四四円（要介護五）がめやすだ。要支援一・二は定額で月一六〇〇〜三四〇〇円。

介護保険の「通所サービス」には、難病や末期がん、気管切開をしている人、留置カテーテルのある人など、医療ニーズの高い要介護者を対象にした**「療養通所介護」のデイもある**。看護師が常駐し、要介護度に関係なく六時間以上八時間未満で一五〇〇円程度が自己負担のめやすという、医療ニーズの高い人とその家族にとっては夢のような施設だが、採算が取れないため、看護ステーションなどをもつ事業所が、赤字覚悟でケアを提供しているのが現状だ。そのため療養デイは全国でも九〇か所に満たない。

療養通所介護は地域密着型サービスではないので、近隣にあれば市町村をまたいで利用することも可能なので、当たってみるといい。

◉かいごDB　訪問介護・通所介護を探す
https://kaigodb.com/kaigo_service/9/

三つの機能をもつ小規模多機能型居宅介護

介護保険サービスでは通常、利用者の必要に応じて「通所（デイサービス）」「訪問（ホームヘルプ）」「泊まり（ショートステイ）」を別々に契約している。しかし、利用者の状態によってその都度サービスを変更するのは、利用者本人や介護家族にとっては大きな負担となる。こうしたサービスを一体的に提供するため、市区町村が指導する**「地域密着型サービス」**としてつくられたのが**「小規模多機能型居宅介護」**だ。

少人数の顔なじみの関係の中で、三つのサービスを組み合わせ、時間にしばられないゆるやかな利用ができるため、とくにひとり暮らしの人や、家族に介護力のない認知症の人が、住み慣れた地域で在宅生活を続けるためには大きな役割を果たしている。「病院」から「在宅」への中間施設としての利用も多い。

この施設のもうひとつの特徴は、宿泊費と食費は別となるが、デイ・訪問・泊まりの三つを組み合わせても定額で利用できるという点。デイは「午前中だけ」「午後だけ」

といった利用ができ、ほかのサービスの利用回数も一日あたりの定員を超えていなければ制限はない。

しかし、この施設は「地域密着型サービス」という別枠にあるため、それまでのケアマネジャーから、事業所のケアマネジャーに担当が変わったり、それまで使っていたデイサービスなどが利用できなくなる。このため、優秀な機能をもっているのに、とくに介護事業所の多い都市部では、いまひとつ広がっていかないのが現状だ。

「看護小規模多機能型居宅介護」（かんたき）というサービスも始まった。従来は「訪問看護」と「小規模多機能型居宅介護」を組み合わせ「複合型サービス」としていたが、わかりにくいとして二〇一五年に名称を変更した。小規模多機能の機能に「訪問看護・リハビリ」が加わっているため、がんや難病の人や、胃ろう、痰の吸引などが必要な人が利用できる。医療ニーズがあっても自宅生活を続けたい人には、知っておいていただきたい。なお、この二つの施設では看取りを行うこともある。

現在、小規模多機能型居宅介護の事業所数は全国で約五〇〇〇か所。「かんたき」は約四〇〇か所。従来は民家やマンションを改修したものが多かったが、サービス付き高齢者向け住宅を含む複合型施設に取り入れられることが増えている。

利用者の対象は小規模多機能型居宅介護が要支援一以上。かんたきは要介護一以上。

両方とも登録定員は二九人以下、通い定員一五人まで、宿泊定員九名までとなっている。一割負担での前者の利用料金は要支援一・二では三四〇三～六八七七円、要介護一～五では一万三六四～二万六八四九円。後者は一万二三四一円、（要介護一）～三万一一四一円（要介護五）。別に食事代と宿泊料金などが加算される。ただし、宿泊料金は地域や事業所によって数百～八〇〇〇円程度まで開きがあるし、数が増えてきたことで、事業所の質にもばらつきが大きくなった。

◉イラスト入りでよくわかる小規模多機能型居宅介護の冊子がダウンロードできる「全国小規模多機能型居宅介護事業者連絡会」のホームページ
http://www.shoukibo.net/iken/index.html

ショートステイを上手に使う

自宅で介護する家族の、もうひとつの味方は「お泊まり」のできるショートステイ。しかし、急にお泊まりが必要になっても使えない、ということで、一時期急増したのが「お泊まりデイ」だ。しかし、安全面で問題があるとして、夜勤に介護・看護の専門職をつけるなどを盛り込んだガイドラインを国が出したことから、現在では減少している。

介護保険で「泊まり」ができるのは特養や老健などの「**ショートステイ（短期入所生活介護）**」だ。家族の病気、冠婚葬祭、出張、介護疲れなどで、介護している人を一時的に預けたいとき、食事、入浴を含む介護、日常生活上の世話が受けられる。

対象は要支援から。施設のタイプで利用料は多少違うが、一割負担の費用の目安をみると、要支援一・二の人は多床室で一日五〇〇～六〇〇円程度、要介護一～五は七〇〇～一〇〇〇円程度。これに一日一五〇〇円程度の食事代がつく。個室の場合は別途一万一〇〇〇円程度の部屋代などが必要なので、かかる費用は一日あたり合計四〇〇〇円といったところだが、医療ニーズのある人は断られることが多い。

医療を必要とする人がショートステイする場所としては、「**医療型ショートステイ（短期入所療養介護）**」がある。医療型ショートステイがあるのは①介護老人保健施設（老健）②介護療養型施設　③療養型病床をもつ病院　④認知症療養病床をもつ病院など。

対象は要介護一以上で、自己負担費用はふつうのショートステイよりはやや高く、要介護一～五は多床室の一割負担で一日七〇〇～一〇〇〇円程度。食費と部屋代などを含めると、一日五〇〇〇円といったところ。

ショートステイの滞在日数の上限は、いずれも連続三〇日までが原則で、介護保険利用負担額の上限を超えれば、当然ながら自費となる。一～三割負担で利用したいのなら、月をまたいで利用すれば限度額を超える可能性が少なくなるといった裏ワザを使うこともできる。注意したいのは利用料が一日単位で計算されること。一泊二日では基本料金が二日分になるので注意したい。

介護保険が利用できるショートステイは、申し込みが二か月前といった規制があることが多い。しかも、介護保険で利用できるショートステイ、とくに医療型は希望者が多く、事業者によっては料金の取れる重度の人を優先するところもある。

絶対的に足りない市場をカバーしようと、有料老人ホームでもショートステイを受け入れている。部屋に空きがあれば翌日からでも入れるが、料金は都市部では一日一万円以上とお高い。ショートステイはたいてい家族の都合で行われるので、日数の多い場合は早めに申し込み、緊急の場合には有料老人ホームのショートステイを利用するなど、使い分けが大切となる。

介護保険には二四時間対応のサービスもある

厚労省が打ち出す「地域包括ケア」の中で、住み慣れた地域での暮らしを支えているのが、もよりの自治体が提供する「地域密着型サービス」だ。一三五ページで取り上げた「小規模多機能型居宅介護」もそのひとつ。

これに加えて、名前が似ていてまぎらわしいが、①「夜間対応型訪問介護」②「定期巡回・随時対応型訪問介護看護」③「認知症対応型通所介護（認知症デイ）」④「認知症対応型共同生活介護（グループホーム）」の各サービスがあることを覚えておきたい。とくに介護度の高い人や、医療ニーズがある人に知っておいてほしいのが①と②だ。

①の**夜間対応型訪問介護**は、日中だけではなく通常の介護サービスが使えない夜間（夜七時～朝七時）に、介護が必要な場合に組み合わせて使えるサービスで、要介護一以上の人を対象に、定期、または随時に訪問して介護を行う。たとえば、トイレまでの移動介助、オムツ交換などに加え、ベッドから転落して自力で起き上がれないといった緊急時にも幅広く対応できる。

料金は一割負担で、基本料一か月一〇〇九円のほか、ヘルパーの訪問料金が定期巡回一回三七八円程度、随時訪問でヘルパー一名対応の場合、一回五七六円、二名対応で一回七七五円となる。

②の「**定期巡回・随時対応型訪問介護看護**」は、二〇一二年からスタートしたサービスで、在宅の要介護者を対象に介護と看護を連携させ、「二四時間対応定期巡回サービス」と、「通報システムによる随時対応サービス」を組み合わせて提供するというもの。

こちらも対象は要介護一以上で、要支援の人は利用できない。

「定期巡回」は、ケアマネジャーが作成したケアプランに基づき、必要に応じて一日数回（二〇分未満の短時間サービスを含む）、訪問介護などのサービスを提供する。また、「随時対応型訪問介護看護」では、二四時間三六五日対応で利用者からの相談、転倒やベッドからの転落など緊急時の駆けつけ、医療機関への通報など、利用者からサービス提供事業者への連絡で随時サービスを提供する。

「定期巡回・随時対応型訪問介護看護」の料金は月決めで、要介護度と、看護を利用する場合と利用しない場合などで料金がちがう。介護と看護の両方を利用する場合、一割負担利用料は、要介護一で八二六七円、要介護三で一万九七一四円、要介護五で二万九四四一円。介護だけ利用する場合は要介護一で五六八〇円、要介護三で一万六八三三円、要介護五になると二万五七五二円になり、これにさまざまな加算が加わる。

利用するとケアマネジャーが変わってしまう小規模多機能型居宅介護とはちがい、この二四時間対応サービスでは従来のケアマネジャーがケアプランを作成するため関係性が切れることはないが、訪問看護と訪問リハビリに関しては二四時間サービスを行う事業所の担当となるため、従来の事業所が使えなくなることがある。

また、デイサービスやデイケアを利用した場合、このサービスの利用分が限度額から差し引かれるが、たとえば一割負担の要介護五の人（支給限度額月三万六二一七円）がこの二四時間サービスを介護と看護で使うとそれだけで月二万九四四一円になるので、利用料の高い訪問入浴サービスなどが、従来と同じようには利用できなくなるかもしれない。こうした点を含めて、導入に関してはケアマネジャーとじっくり相談する必要がある。二四時間サービスはとくに重度の人にとっては在宅ケアの決め手となるが、こうした①②のサービスを行っている事業所はまだ数少なく、サービスにばらつきがあるのも今後の課題だ。

③の**認知症対応型通所介護（認知症デイ）**は認知症の人を対象に、ふつうのデイ同様、食事、入浴（ないところもある）、レクリエーションなどをする施設で、若年性の認知症デイも少しずつ増えている。料金はタイプによってちがい、特養や老健などの施設や病院に併設されていない「単独型」では、七〜九時間の利用者負担一割の場合、一回九八五円（要介護一）から一四一五円（要介護五）に加え食費五〇〇〜八〇〇円、入浴五〇円などがかかる。ふつうのデイサービスを利用するのがむずかしい人にお勧めしたい。

また、認知症の人の施設としてはグループホームがあるが、なかなか空きがなくて入れない。自宅生活を続けるには、こうした認知症デイを探すのもひとつの方法だ。

介護保険以外のサービスも上手に利用する

　家族の介護負担を減らすために始まった介護保険制度だが、見直しのたびに生活支援サービスが減らされる方向が進み、使い勝手が次第に悪くなっている。介護保険サービスの適用にならない分や利用限度額を超えた分を、自費で支払わざるを得ないことも増えてきた。

　股関節に人工関節を入れる手術をしたとき、乳がんが再発して全身に広がっていることがわかったおひとりさまの恵理子さん（六八歳）は、可能な限り自宅で暮らそうと要介護申請をしたら、要介護四となった。介護保険サービスの上限額は三〇万九三八〇円。見守りも兼ねて訪問ヘルパーを週六日、訪問看護を週三回、訪問リハビリを週二回利用しているが、週一日くらいは外出をしたいと思っている。

　そこで訪問介護と同じ事業所に保険外の自費サービスを頼むことにした。一時間三〇〇〇円程度かかっても、自分ひとりでは不安な買い物や散歩ができたり、気分がよければお気に入りの喫茶店やレストランにも足をのばすことができるのがうれしい。週二時間ほどの外出でも、このサービスを入れたおかげで、恵理子さんは気分転換と体力測定が同時にできるようになった。

こうした自費サービスは多くの訪問介護事業所や訪問看護ステーションで行っているが、看護師を中心としたスタッフが有料ボランティアで自費サービスを行う、というユニークな活動を行っているのが「**全国訪問ボランティアナースの会　キャンナス**」だ。通院の付き添いから旅行の同行まで、通常の自費サービスより安価な有償ボランティア料金で、きめ細かなサービスを行っている。この団体は、二〇一一年に起きた東日本大震災でいち早く被災地にボランティアを派遣し、避難所や被災者の自宅、仮設住宅で被災者のこころとからだを支えてきた。

介護事業所や訪問看護ステーションによる自費サービスのほかに、**社会福祉協議会の「ふれあいサービス事業」**や、**シルバー人材センターのサービス**もある。最近、増えてきたのがＮＰＯ系の**有償ボランティア**。団塊世代が語らって在宅ケアを支援する便利屋を始める例も増えてきた。こうしたサービスは一時間九〇〇〜一〇〇〇円程度と負担が軽いので、いろんなサービスを組み合わせて使うことができる。

それに加えて、**市区町村には独自の高齢者福祉サービスがある**。紙オムツの支給や購入費の助成、寝具丸洗い・乾燥消毒サービス、訪問理美容サービス、移送サービス、緊急一時宿泊、住宅改修費の助成などは要介護者が対象だが、要介護認定を受けなくても利用できるものもある。たとえば、弁当を家に届けて安否確認をする配食・会食サービス、電磁調理器・火災報知機の給付、緊急通報システムの貸し出し、電話料金の助成、乳製品の配達サービスなどだ。

対象はひとり暮らしや高齢夫婦世帯、寝たきりの高齢者などだが、どんなサービスがあるのかを、市区町村の高齢者福祉担当窓口や、もよりの地域包括支援センターで聞いておくといい。市区町村では介護保険の利用法をまとめたパンフレットや、高齢者を対象とした福祉情報冊子を毎年発行しているので、ぜひ入手しておきたい。

◉全国訪問ボランティアナースの会　キャンナス　本部　〇四六六─二六─三九八〇
https://nurse.jp/

在宅ケアのお金のストレスを減らす

医療が必要になったときのお金

第3章で説明したように、さまざまな加算が増えているため、医療保険と介護保険の利用の仕方はさらに複雑になった。とくに在宅療養を始めようとする人にとって、どの程度お金がかかるのかを見極めるのは大きな課題だ。

母の綾さん（八九歳）の認知症が進み、通院を嫌がるようになったため、由美子さんは悩んでいた。介護者家族会で相談すると、認知症への対応のうまい訪問診療医がいると教えてもらった。綾さんは転倒をしてから足が不自由になり、外出することも少なくなった。週二回のデイサービスだけは何とか続けているが、からだの衰えも心配だ。そこで訪問診療に加え、訪問リハビリを入れることも考え始めた。

自己負担一割で要介護三の綾さんの介護保険支給限度額（月額）は、二万七〇四八円。これまでのケアプランは、週四回一時間半の訪問介護と、週二回（七～九時間）のデイサービスが基本だった。ヘルパーに朝一〇時に入ってもらい、バイタルチェックと服薬管理、掃除・洗濯などの家事援助、入浴の介助、買い物を兼ねた外出援助、昼食づくりなどをしてもらっていた。介護用ベッドも借りている。

かかっていた費用は、訪問介護が月一六回で九万三四四〇円（利用者負担九三四四円）、デイサービスが月八回で七万一八四〇円（利用者負担七一八四円）、介護ベッドのレンタル料は一か月一万六〇〇〇円（利用者負担一六〇〇円）、合計一八万一二八〇円で利用者負担は毎月一万八一二八円だった。

　では、在宅医と訪問リハビリを利用すると、綾さんの医療費と介護費はどうなるのか。まず、訪問リハビリは介護保険からの支払いなので、支給限度額の枠内でまかなえるかどうか、ケアマネジャーに計算してもらった。週二日（一日四〇分＝二単位　月一六単位）の訪問リハビリにかかる費用は、約六〇〇〇円（訪問リハビリ二九二単位×一六回＋訪問リハビリサービス提供体制費六単位×一六回＋医師居宅療養管理費二九七単位×二回）で、介護保険の支給限度額の枠内だ。

　いっぽう、在宅での医療（訪問診療）は医療保険。一割負担で症状が軽い綾さんの場合、訪問診療は月二回で五四七六円（強化型在支診以外・在宅時総合管理料三七〇〇点＋訪問診察料八八八点×二＝五四七六点）。認知症の綾さんは**自立支援医療制度（精神通院）**（巻末資料二〇ページ参照）を非課税世帯として申請しているので、薬代は一〇〇〇円程度しかかかっていない。

　ということは、医療と介護の両方の在宅ケアにかかるお金は、毎月三万円弱。年金の少ない綾さんにも、このくらいは支払えそうだと由美子さんは考え、在宅医療と訪問リハビリを利用することにした。

　介護が必要となったときには、介護家族会や「認知症カフェ」でも情報を探ってみよう。そうした地域の団体をホームページや冊子で紹介する市区町村も増えてきた。地域包括支援センターにも問い合わせてみるといい。

医療費が高額になってしまう場合には？

在宅医療を受けている人が毎月払う医療費は、一万円以下が多いといわれる。由美子さんの母親のように、薬代があまりかからず、特別な治療もなく、医療費も一割負担の人は、月六〇〇〇円程度で済んでしまうこともある。月一回の訪問ならさらに安くなる。しかし、経管栄養、在宅酸素、人工呼吸療法など特別な治療を受けたり、がんの末期の緩和ケアでモルヒネなどの麻薬系鎮痛剤を使ったり、訪問看護師を頻繁に利用したりすると医療費の自己負担はドンとはねあがる。さらに自費で二四時間の看護や介護をつければ、医療費と介護費で月五〇万円を超えることも珍しくはない。

大腸がんが全身に転移した彰さん（六二歳）と妻の紘子さんも、医療費で悩んでいる。がんが肺に転移して、緩和病棟への転院を勧められた彰さんは、自宅で最期を過ごしたいと退院を選ぶことにしたが、実は費用の問題もあった。**緩和病棟に入院するよりも自宅のほうが安い**からだ。

入院よりも安いとはいえ、肺にがんが転移している彰さんは在宅酸素呼吸療法が必要だ。食事もきちんと摂れないため、中心静脈ポートを使っての栄養摂取も必要だ。腹水がたまるので腹水穿刺をときどき行い、モルヒネも使わなければならない。訪問診療医の訪問は週一回だが、一時間半の訪問看護師を週三日、訪問入浴を週二回、家族の負担を軽くするため訪問ヘルパーにも週三回入ってもらいたい。

彰さんはがんなので、六五歳未満でも介護保険のサービスが利用できるが、医療保険は三割負担とあって毎月の支払いは一五万円以上。介護サービスと合わせれば二〇万円近くになりそうだ。この負担をどうやったら軽減できるのか……。

在宅ケアでは公的支援を賢く使う

六五歳未満でも公費で介護が受けられる

介護保険サービスを利用できるのは六五歳以上だが、障害や病気によってはそれ以前でも福祉サービスを利用できる制度がいくつかある。まず、四〇歳未満で障害をもったり病気になって介護が必要となった人は、**障害者総合支援法**の**「自立支援給付」**（巻末資料二〇ページ参照）で介護サービスを利用することができる。

この制度では居宅介護、ショートステイ、移動支援、訪問入浴サービス、福祉用具の貸し出しなど、介護保険と同じようなサービスが利用でき、障害の程度（区分）によって、医療に関してもさまざまな減免措置が使える。**障害者総合支援法による公的補助の利用は六五歳まで**で、その後は介護保険が優先されることになる。

また、四〇歳以上六五歳未満の第二号被保険者のうち、**介護保険利用の対象となる「一六の特定疾病」**に該当する人は、介護保険サービスを受けることができる。特定疾病一六には筋萎縮性側索硬化症のような難病のほか、脳出血や脳梗塞などの脳血管疾患、認知症、関節リウマチ、パーキンソン病、がんなど身近な病気も入っている。がんについては、従来は「末期」（医師が回復の見込みがないもの）と限定されてきたが、二〇一九年から「がん」の診断があれば介護保険サービスを利用できるようになっている。

障害者総合支援法による「自立支援給付」とは別に、脳血管障害で片麻痺が残ったり、事故や脳血管障害で脳に損傷が起こる高次脳機能障害になったり、寝たきりになった場合、年齢にかかわらず使える福祉サービスが「**身体障害者手帳**」（巻末資料一七ページ参照）だ。このサービスについては、人生の途中で障害にみまわれた〝中途障害者〟とその家族でも知らない人が多い。

身体障害者手帳とは身体障害者福祉法に基づく国の制度で、肢体不自由や視覚・聴覚・内部機能障害など、日常生活に支障をきたす病気や障害がある場合、国が定めた医学的基準に該当していれば交付され、これを持っていると医療費の助成や、税金面、公営住宅の入居などでさまざまな優遇措置を受けることができる。

障害の種類は視覚障害、聴覚障害、音声・言語機能障害、咀嚼機能障害、肢体不自由、心臓機能障害、呼吸器機能障害、じん臓機能障害、膀胱または直腸機能障害、小腸機能障害、免疫機能障害、肝臓機能障害の一二種類。

身体障害者手帳の等級は障害の程度によって一～七級に分類され、対象となるのは一～六級。受けられる給付やサービスは等級によってちがってくる。手厚いサービスが受けられるのは三級以上からだが、二級以上になると「**重度心身障害者医療費助成制度**」（詳細は巻末資料一九ページ）の対象となり、医療費が軽減されるほか、さまざまな福祉サービスが受けられる。

対象となる病気は多くの高齢者がもっているし、加齢に伴う疾患でも手帳の交付は認められている。また、寝たきり状態になる期間が長いがん末期の患者では、回復の見込みがない不可逆性の変化ということになれば認められることが多いので、経済的な心配のある人は、自分や家族の病気が対象になるのかどうかを調べ、担当医や在宅医に相談してみるといいだろう。

患者家族会でこの話を聞いた紘子さんは、末期がんの彰さんがこの身体障害者手帳と重度心身医療の対象となるかどうか、さっそく在宅主治医に聞いてみることにした。

◉一六の特定疾病とは？　厚生労働省「特定疾病の選定基準の考え方」
https://www.mhlw.go.jp/topics/kaigo/nintei/gaiyo3.html

自立支援医療制度を利用する

法律というのは実にややこしく、そのもとにあるサービスも実にわかりにくい。しかも、日本の役所は「申請主義」なので申請しないと制度は利用できない。前述のサービス以外の障害者総合支援法での障害福祉サービスには、「**自立支援医療制度**」（巻末資料二〇ページ参照）もある。制度の対象となるのは高額な費用が継続的にかかる人。医療費支援制度は「精神通院」と「更生・育成通院」に分けられ、「精神通院」では統合失調症、躁うつ病、うつ病、てんかん、認知症などの脳機能障害と薬物依存症が対象となる。

認知症が対象になることについては知らない人が多いが、主治医の診断書があれば申請することができる。医療費に悩む、とくに三割負担の人や国民年金だけの収入の人には知っておいてほしい制度だ。この制度で認定されると、指定した医療機関・薬局のみだが、通常三割負担の医療費が一割負担まで軽減される。さらに世帯所得によって月額自己負担に上限が定められ、たとえば住民税非課税の人は月額二五〇〇〜五〇〇〇円が上限となる。国民年金しかない人は「非課税世帯」になることが少なくないので、自分の世帯が課税か非課税かを知っておきたい。

国の公的制度には「**特別障害者手当**」もある。対象は二〇歳以上の在宅療養者で、寝たきりなど長期にわたる安静を必要とする病状があり、立ち上がることができない、手・腕が動かせない、目が見えにくい・耳が聞こえにくいなどの生活困難が原則二種類以上（身体障害者手帳一、二級程度、精神障害者手帳一、二級程度）の障害が重複し、一定の所得以下の人（配偶者及び扶養義務者で六〇〇万〜七〇〇〇万円以下）。手当は月額二万七二〇〇円なので、要介護五の人も一割負担なら介護費の七割がまかなえてしまう。

こうした公的制度の利用には、すべて医師の診断書がネックとなる。在宅での医師を見つける場合、制度に関する診断書の書き方を知っているかどうかも、大きなポイントになってくるので、症状をきちんと書いてくれる、制度に詳しい主治医をもちたいものだ。

◉厚生労働省：特別障害者手当について
https://www.mhlw.go.jp/bunya/shougaihoken/jidou/tokubetsu.html

医療費を軽減する基本は「高額療養費制度」

在宅療養を続けていても、入退院を繰り返したり、末期がんなどで家族のレスパイトのためにホスピス（緩和ケア病棟）に入院したりすると、医療費負担はさらに大きくなる。利用者の医療費軽減の基本になるのが**「高額療養費制度」**（巻末資料一一ページ参照）。これは医療機関や薬局の窓口で払った額（食費や差額ベッド代等は含まない）が、一か月で一定額を超えた場合、その超えた額を支給する制度。負担の上限額は、年齢と所得によって変わってくる。

七〇歳未満では、たとえば年収約三七〇～約七七〇万円以下で課税されている人の一か月の負担上限額は八万一〇〇〇円。月に三〇万円の医療費がかかったとすると、【八万一〇〇〇円＋（三〇万円－二六万七〇〇〇円）×一%】として計算するので、実際に支払うのは八万一三三〇円となるが、約三七〇万円以下の人は五万七六〇〇円、「住民税非課税」は三万五〇〇〇円と限度額が固定されている。

七〇歳以上では高額療養費制度の区分は「現役並み一～三」（年収三七〇万～約一一六〇万円以上）、「一般」（年収一五六万～約三七〇万円未満）、「住民税非課税一・二」（年収一五六万円未満）の三つに大別され、負担はさらに少なくなる。「現役並み」の計算方法は変わらないが、「一般」の「外来・在宅医療」では一万八〇〇〇円、「外来＋入院」では五万七六〇〇円まで。「非課税世帯」では「外来・在宅医療」が八〇〇〇円、「入院＋外来」は二万四六〇〇円が上限。

高額療養費制度では、ひとつの医療機関で自己負担が上限額を超えないときでも、同じ月に複数の医療機関を利用して医療費が高額になっていれば、それを合算することができる。たとえば在宅療養を行っていたところ、二週間の入院をすることになって一五万円かかり、在宅医療費も二週間で二万五〇〇〇円を支払ったというようなときには、それらを合算して払い戻しを受けることができる。ただし、七〇歳未満ではひとつの医療機関の支払いが二万一〇〇〇円以上であることが条件だ。高額医療費制度は基本的には個人が対象だが、同じ健康保険に加入している世帯の医療費が高額になったときは**「世帯合算」**という仕組みを使って、家族の自己負担分を合算することができる。

また、医療費がかかる病気で継続的に治療を受けている人は、**「多数該当」**という仕組みも利用できる。年間に三回以上の高額療養費の支給を受けた人は、四回目から自己負担額が引き上げられる。たとえば七〇歳未満の年収約三七〇～約七七〇万円の人の負担上限額は八万一〇〇円、七〇歳以上の「一般所得」の負担上限額は五万七六〇〇円だが、これは両方とも四万四四〇〇円までに引き下げられる。

高額療養費制度にもさらに裏ワザが

高額療養費給は申請しても、払い戻されるまでに三か月程度かかるが、「**限度額適用認定証**」か「**限度額適用・標準負担額減額認定証**」の交付を受け、自己負担額だけ払うという方法もある。

七〇歳未満で保険料を滞納していない人は、加入健康保険の組合の窓口、国民健康保険の場合は市区町村の保険年金担当窓口で申請をすると認定書がもらえる。これを医療機関の窓口に健康保険証と一緒に提出すれば、支払いは自己負担限度額までとなる。

また七〇～七四歳までの人には、各健康保険から「**高齢受給者証**」が発行され、医療機関にかかるときは健康保険証と一緒に提示することになっている。これらを各健康保険組合の窓口で提示して申請をすれば、同じように認定証がもらえる。

七五歳以上では、後期高齢者医療制度を利用するようになると「**高額療養費支給申請のお知らせ**」が届く。これに必要事項を書き込んで返信すると申請されたことになり、二回目から支給される分については申請の必要がなくなる。以後、負担額の上限を超えた場合には、診療を受けた月から通常四か月後に指定の口座に差額が振り込まれる。

また、入院している場合の食事代は自己負担となるが、収入が少ない場合は申請をすることで、一食あたりの標準自己負担額（二六〇円）が減額となる「**入院時食事療養費**」も利用できる。

高額療養費制度の上限額は毎年のように見直しがされるため、現時点での上限額を調べるには各市区町村のホームページで検索するといい。自治体によっては独自の医療費助成制度があり、窓口での支払い額が高額療養費の負担上限額よりも低くなる場合があるので、詳しくは加入している医療保険か、市区町村に問い合わせてみるといいだろう。

なお、医療費の支払いが困難な場合には、健康保険組合（協会けんぽ、組合健保、国民健康保険）が高額療養費支給見込み額の八～九割を無利息で貸付をする「**高額医療費貸付制度**」を利用すれば、当面の支払いができる。さらに、勤労者医療機関（民医連）や医療生協の病院など医療機関は限定されるが、無料、または低額な料金で医療機関を利用できる「**無料低額診療制度**」（巻末資料二二一ページ参照）もある。

◉高額療養費制度を利用される皆さまへ（厚労省）
https://www.mhlw.go.jp/stf/seisakunitsuite/bunya/kenkou_iryou/iryouhoken/juuyou/kougakuiryou/index.html

医療費と介護費を合算できる制度もある

医療費に加えて介護費……。「このくらいは仕方ないか」と思っていても、要介護度が上がったり病状が悪化すれば、在宅ケアにかかるお金はどんどん増えてくる。しかし、公的医療保険に「高額療養費制度」があるように、介護にも利用者負担の上限がある。これは「**高額介護サービス費の支給**」と呼ばれ、一か月に利用した介護保険サービスの金額が一定の上限額を超えた場合、申請すれば超過分が払い戻される。

上限額は住民税の課税区分によってちがい、たとえば、現役並み所得者に相当する人がいる世帯は四万四四〇〇円、住民税課税世帯の場合は二万四六〇〇円（ひとりなら一万五〇〇〇円）が上限となる。巻末資料一一ページにその区分、上限額などの説明を掲載した。

この制度では夫婦などで介護保険を利用している場合は、**世帯で合算できる**。ただし、対象になるのは訪問介護やデイサービス、デイケアなどの利用料で、デイやショートステイなどでの食費や部屋代、福祉用具の購入費、住宅改修費は対象にならず、要介護度別の限度額を超えた分も計算には組み入れられない。

医療費と介護費、両方の負担が重い人には、その両方を合わせて軽減できるサービスもある。これは「**高額医療・高額介護合算療養費制度**」と呼ばれ、前項で取り上げた「高額療養費制度」の基本は一か月単位だが、こちらは一年単位で合算する。

この制度で注意しなければならないのは、健康保険や国民健康保険、共済組合、後期高齢者医療制度など、**同じ医療保険に加入している「世帯」の自己負担の合計が対象**になること。それが「高額医療・高額介護合算療養費制度」の自己負担限度額を超えた場合、申請すれば自己負担限度額を超えた金額が支給される、という仕組みになっている。

自己負担限度額は、世帯員の年齢や所得によって細かく設定されている。また、一年の期間は、毎年八月一日から翌年七月三一日までで、支給の申請は翌年八月一日から行うことができる。払い戻しの申請時には領収書を持参し、市区町村の介護保険担当窓口などで手続きする。「高額医療・高額介護合算療養費制度」はややこしいので、役所の介護保険担当窓口で相談するか、以下の政府広報のホームページを参照してほしい。

◉協会けんぽ「高額療養費・七〇歳以上の外来療養にかかる年間の高額療養費・高額介護合算療養費」
https://www.kyoukaikenpo.or.jp/g3/cat320/sb3170/sbb31709/1945-268/

医療費控除もこれだけ利用できる

入院や歯科治療などで多額の医療費を支払った場合は、確定申告の際に「医療費控除」が受けられることはよく知られているが、介護保険のサービスで支払った自己負担分も、在宅ケアで訪問看護やリハビリなど医療系のサービスと併用した場合は、医療費控除が受けられることも知っておこう。

医療費控除は、生計をひとつにする家族が一年間に支払った医療費の合計が一〇万円（または合計所得金額の五％のいずれか低い方）を超える場合、確定申告のときに超過分の金額（二〇〇万円まで）を所得から控除できる、という制度。

介護保険で医療費控除の対象となるのは「居宅サービス」では、①居宅療養管理指導（医師等による管理・指導）②訪問看護 ③訪問リハビリテーション ④通所リハビリテーション（デイケア）⑤短期入所療養介護（医療施設でのショートステイ）。つまり、医療系のサービスだ。

そして、**こうしたサービスと併用する場合のみ、介護の費用も医療費控除の対象**になる。訪問介護（生活援助中心型を除く）、夜間対応型訪問介護、訪問入浴介護、通所介護（デイサービス）、認知症デイ、小規模多機能型居宅介護、ショートステイ、さらに二〇一二年に新設された定期巡回・随時対応型訪問介護看護と複合型サービスも、一定の条件付きで控除対象になるし、医師が発行した「おむつ使用証明書」があれば、オムツ代も対象となる。

医療費控除の対象となる主な施設サービスは、①介護老人福祉施設（特養など）の施設サービス費の自己負担額の二分の一相当額　②介護老人保健施設の施設サービス費の自己負担額　③介護療養型医療施設の施設サービス費の自己負担額で、施設サービスの自己負担額には食費・居住費も含む。しかし、有料老人ホームでは「医療費控除対象」とされたわずかなサービスしか対象にならない。

医療費控除を受けるには、医療費の領収書だけではなく、サービス事業者や施設が発行する介護サービス費の領収書も、忘れずに保管しておくことが大切だ。

◉医療費控除と介護費の医療費控除対象については：国税庁のホームページで
http://www.nta.go.jp/taxes/shiraberu/taxanswer/shotoku/1120.htm
http://www.nta.go.jp/taxes/shiraberu/taxanswer/shotoku/1127.htm

在宅ケア 真樹子さん（七六歳）のつぶやき

超高齢社会となり、介護される人が増えているのに、その対応が大丈夫なのか心配です。

私も、アルツハイマーと慢性肝臓病の夫（八三歳）を介護する立場から、自分も介護を受ける側になってしまいました。脊柱管腰部狭窄症、骨そしょう症、逆流性食道炎などの病気が一気に悪化してしまったからです。現在、同居の娘に夫婦二人分の負担をかけています。

私の住む地域では認知症の専門医が少ないため、一般の精神科医を主治医にしてかかっていますが、認知症の対応は学び始めたばかりのようで不安になります。脳を活性化させるアリセプトを夜の服用にされたため、夫も私も寝不足になってしまいました。「認知症が進んだのでは？」と質問すると、「では一〇ミリを」と処方され、寝ボケはいっそうエスカレートしました。友人からアリセプトを夜に飲んだら眠れなくなると聞き、主治医に話したところ、「じゃ、朝に変えますか」と。

本人の不安を癒してくれるでもなし、介護の苦痛をサポートしてくれるわけでもない。薬の処方と意見書を書いてくれるだけの主治医です。

老いるということは、目も歯も耳も骨も筋肉も耐用期限が切れ、衰え、病気がちになってやがて死が訪れる。人として尊厳を保ちながら、この不機嫌時代をよく生き抜いた、頑張ったと納得しながら旅立ちたいものと、誰もが自分自身の終末期を思っているのではないでしょうか。

しかし、実情はとんでもない。病気が三か月で運よく快癒しなければ、病院から追い出される。辛い思いをしている本人におかまいなしに、システムだけが先行して、手当が後回しの国。困った人が声をあげ、社会に訴えないと命が守れない国。

いつの間にか、そんな日本になってしまったことを悲しく思います。真実に目を向け、問題から逃げず、皆で立ち向かう時代になったのかと思います。もう誰かが何とかしてくれるだろう、という依存心を捨てることだと思います。

勝手なつぶやき、ゴメンナサイ。

第5章

在宅ケアをスムーズに進めるために

家族の「介護力」と本人の「自分力」

在宅介護の最低条件は「食事」と「トイレ」

認知症の友人、丸子さんや両親の介護をしながら、さまざまな介護の現場を見ていると、在宅介護が続けられるための大きな条件は「食事とトイレと入浴が軽い介助でできるかどうか」だと、つくづく思う。

軽度・中度の認知症でも丸子さんと同じように、ひとり暮らしでもヘルパーや在宅医、訪問看護師の支援で、自宅で暮らし続けている人が少なくない。そうした人たちを見ると、**自宅と施設の〝国境〟は「食事」と「トイレ」**だ、と実感する。食べることができ、這ってでもトイレに行ければ、相当なところまで自宅生活は可能だと思う。

この「這ってでも」に近いところを見せてくれたのが、自宅マンションでひとり暮らしをしていたトモさん（九二歳）だ。大腿骨骨折を起こしてから床に臥せっていることが多くなったが、椅子を歩行器がわりに使ったり、壁伝いに歩いて自力でトイレに通っていた。食事はヘルパーが一日二回入り、トモさんのリクエストに応じて用意する。お風呂は旧式で狭くて足元が悪いので、ヘルパーが週一回、嫌がるトモさんを説得してシャワーを浴びてもらっていた。

トモさんは若いときに肺結核を患ったため、肺の機能がだんだん衰え、「息ができない」と騒ぐことが多くなった。夜が不安と、泊まりのヘルパーを依頼するようになり、通院も困難になったため、ケアマネジャーは離れて暮らす娘の三重子さんに訪問診療を勧めていた。

トモさんに異変が起こったのは、ケアマネジャーが訪問診療医を手配した直後。「息ができない」と自室を出て、隣家のドアを叩いて救急車を頼んだ。しかし、搬送された病院で「緊急性なし」と言われ、駆けつけたヘルパーの介助で帰宅させられると、毎日のように「救急車！」と隣家のドアを叩き始めた。救急病院から帰されるたびに、以前からその気のあった認知症が進み、トイレを失敗することが多くなったため、娘の三重子さんはトモさんを老健に入所させた。そして二か月後、トモさんは肺炎を起こして救急病院に搬送され、そのまま亡くなった……。

介護は「ある日、突然」やってくるが、トモさんのように骨折をきっかけにベッド生活が多くなり、やがて病気を併発して急激に状態が悪化する、というケースは高齢者には少なくない。もうひとつ、「ある日突然」やってくるのは、脳卒中や心筋梗塞などで急に倒れるケース。逆にだんだん介護と医療度が上がってくるのは、認知症、老衰、内臓の病気、そしてがんだろう。

在宅ケアの6W2H

在宅ケアにまつわる問題を考えていたら、5W1Hならぬ、6W2Hが浮かんできた。「Who」（誰が）、「What」（何を）、「When」（いつ）、「Where」（どこで）、「Why」（なぜ）、「Whom」（誰に）の6Wと、「How」（どうやって）、「How much」（いくらで）の2Hだ。つまり**「誰の介護を、いつ、どこで、誰が、どんな方法で、どうやって、いくらで」**分担し合うのか。介護の問題に直面した人は、この6W2Hで家族の介護力を測定してみるといいかもしれない。

介護には大きく分けると四つの壁がある。まず、誰がケアをするのかという「介護者」の壁、二つ目は第4章で取り上げた「お金」の壁、三つ目も同じ第4章で取り上げた制度などに関する「情報」の壁、そして、四つ目はケアをする「住宅環境」の壁。

まず、家族に介護が必要になったとき、「誰が」「どこで」「誰を」みるのか、ということは、最初に出てくる問題だろう。家族の優先順位を考えるとすると介護者は、①配

偶者　②子ども　③子どもの配偶者　④親戚縁者　となるのがふつうだが、この四つの「介護力」は、実際にはどれくらいアテにできるのか。配偶者がいても老齢の場合、子どもがいても遠距離に住んでいる場合、子どもの配偶者が同居していても折り合いが悪い場合など、それぞれの家族によって事情がある。

晴枝さん（五六歳）は三人姉妹の三女だが、**咲呵を切って母の介護を引き受けてしまったこと**をときどき後悔する。五年前、母が認知症になったとき、介護の分担についての話し合いの場を三姉妹でもった。父はまだ元気だが高齢なので頼るわけにはいかない。晴枝さんは三人で時間と費用を折半し、自宅介護ができるあいだは介護保険サービスを使ってヘルパーを入れながら、実家と比較的近距離に住んでいる三人が交代で、母の介護と父の世話に通えばいいと考えていた。

ところが長女は両親を有料老人ホームに入れたいと言い出した。趣味の活動が忙しいし、認知症のことなんてわからないので、介護する自信と余裕がないという。

次女も息子がまだ同居していることと、実家まで片道一時間かかることを理由に、老人ホームに両親に入ってもらうという、長女の案に同意した。母親ひとりならまだしも、両親の世話は想像するだけでも大変。老人ホームの入居一時金は、両親が家を処分すれば払えるし、月々の支払いも年金と姉妹の支援があれば楽勝だというのだ。

両親が自宅に愛着をもっていることを知っているし、実家がなくなるのは淋しいと、晴枝さんが異議を唱えているうちに激しい言い合いになった。そして、売り言葉に買い言葉のあげく、晴枝さんは「私が介護する」と啖呵を切ってしまった。

以来、姉妹は疎遠となり、費用の点でも晴枝さんのひとり負担。二年前、父親が亡くなったときの葬儀のあと、晴枝さんの介護の苦労もまったく評価せず、遺産相続で法定分割を主張する二姉妹と大モメになってからは、口もきいていない。

負担が集中しない「介護」とは?

晴枝さんのようにならないためには、家族の介護力を冷静に判断し、無理のないところでお互いが歩み寄ることが必要だが、実際にはこれがむずかしい。しかし、誰が介護のキーパーソンになるのか、ということや、お金の分担も含め、できれば介護を受ける本人の意向も聞きながら、家族全員での話し合いを最初にきちんとしておけば、あとあとの火種も少なくなるだろう。

姉二人の協力が得られず孤軍奮闘となった晴枝さんは、ケアマネジャーなどの協力と、家族会の仲間たちの助言を支えに、**自分の介護力をつけてきた**。父親にも要支援認定を受けてもらい、日中はヘルパーとデイサービスを利用。食事は配食弁当も利用するなど、あらゆるサービスを利用した。両親の年金を使って自費のサービスで介護の負担を減らし、父親が存命中に在宅医療も導入して、最後は実家で看取ることができた。

認知症が徐々に進行した母親は少しずつ手がかかるようになったが、当初はアテにできなかった父親も次第に介護に慣れてきて、見守りなどをまかせられるようになった。二人で住み慣れた近所を散歩する両親の姿を見たときには、自宅を選んでよかった、と晴枝さんはつくづく思ったものだ。父の死後、晴枝さんは母を自分の家に引き取ったが、よほどのことがない限り、母親も家で看取ろうと、夫と話している。

最近は**「男の介護」も増えてきた。**私が行ったアンケートでも仕事をやめて両親の介護に入った男性が何人も回答をくれた。『男おひとりさま術』を書く際のアンケートとその後のやりとりで、始めたばかりの介護の苦労と絶望感を寄せてくれた男性は、その後、次第に冷静に自分の介護と地域の高齢者福祉の状況を伝えてくれるようになり、数年前に母親を施設で看取ったとの連絡があった。

いっぽう、訪問診療医への同行取材では、「母親の介護」を理由に仕事をやめた五〇代の息子が、母親の年金をパチンコなどに使い、母親に言葉の暴力を浴びせている家庭の姿を見たこともある。余計なおせっかいだが、この男性は母親が亡くなったら、どうやって生きていくのだろうと、暗澹とした気分になった。

私のようなひとりっ子のおひとりさまには、介護を頼る家族がいない。いなければ逆にスッキリするもので、介護者としての腹はくくりやすい。介護にはさまざまな人の協力が必要だ、ということも身にしみてわかる。そのいっぽうで、今は元気な私でも、いつかは誰かに頼らなければならない日がやってくる。そのときに介護者に負担がかからない方法を、元気なうちに考えていけたらと思う。

福祉用具の力を引きだす相談員

健康な人が苦手なもののひとつ、それは病気や障害のある人の視点で考える、ということだ。ずいぶん前のことになるが、ヘルパー二級の資格を取ったとき、脳卒中で「片麻痺」になった際の疑似体験をするために、からだを傾けさせるサポーターと重い下肢装具のついた「片麻痺」セットと、視覚障害の疑似体験用のアイパッチをつけて、階段などを上り下りするフォローアップ実習を受けた。

装具をつけて初めて上り下りした階段は、不安を通り越して怖かった。実際に病気や障害をもって在宅療養する人は、住み慣れた自宅でもそうした感覚を日常的に感じている。逆に**住み慣れていたはずの自宅が、障害物やハードルだらけになってしまう**のが、中途障害をもった人の現実だろう。

在宅ケアにはこうした「生活環境」の壁があるが、その壁を取り除くのに大きな役割を果たすのが福祉用具だ。福祉用具というのは、病気やけがによる障害や、高齢になってからだが不自由になり生活が不自由になったときに役立つ用具。ベッド、車椅子、杖から食器に至るまで、さまざまなものがあり、多くが介護保険サービスで利用できる。

ベッドひとつとっても福祉用具の種類は実に豊富で、「これが介護保険で利用できるのか」とびっくりするものもある。レンタル（福祉用具貸与）を行う福祉用具事業者は利用者一人ひとりのからだの状態に合わせ、アフターサービスも含めて用具の選定や調整を行い、使い勝手が悪ければ交換もしてくれるので、いい事業所を見つけることがその後の在宅生活のスムーズさにつながってくる。

介護保険で福祉用具をレンタルする福祉用具事業所には、**福祉用具専門相談員を二人置く**ことが定められている。相談員の仕事は利用者の「生活環境づくり」。起き上がりや介助のしやすいベッド、安全に入浴できる浴室のシャワーチェア、移動がしやすい環境をつくる手すりなど、用具の選定や住宅改修の助言を行う。

在宅ケアを受ける人の**「できていないこと」を、「できる」や「できやすくする」につなげてくれる**いい相談員に出会えれば、在宅療養は格段に快適になる。たとえば、褥そうができやすくなっている場合は、体圧を分散させるタイプや、自動的に体位を交換する機能がついたエアマットレスを助言してくれるだろうし、ベッドの背中を立てるとからだがずり落ちてしまう場合も、ずり落ちにくいタイプのベッドや適切な介助バー、ずり落ちを防ぐための小物を使ったアイデアを助言してくれる。

車椅子のサイズも、実にさまざまだ。トイレのドアが狭いため中まで車椅子を入れられず、便座に座るまでが困難なときは、福祉用具事業所に相談すれば何種類もの幅の狭い車椅子を持参してくれる。そして、ドアを通って便座の前まで入れられる車椅子が見つかるまで、試させてくれるだろう。

段差に困っているときも、安全性を考えながら適切なスロープを選び、筋力低下にならない段差のあり方についても助言してくれるなど、福祉用具も選び方ひとつ、設置の仕方ひとつで、ここまで変わるのか、と目を洗われる思いがする。福祉用具を使い慣れない利用者や家族は、ぜひ細かいところまで相談員に相談してほしい。

介護保険で住宅環境を整えるには

自宅介護や療養のための住宅改修というと、まず「バリアフリー」が頭に浮かんでくるが、**完璧なバリアフリーはかえって利用者の「自立」を阻む**、という話を福祉に詳しい建築家や、リハビリの専門家から聞いた。家中を平たんにしてしまうと、外に出たときとの落差が大きすぎて事故が起こりやすく、筋力の低下にもつながる、というのだ。

マンションなどの場合は構造上、完全なバリアフリーは不可能に近い。そんなときにも、本人のからだの状態や家の構造に合わせ、スロープや段差解消機、適切なサイズの車椅子、電動アシストなどの福祉用具を使えば、介護を受ける側もする側も楽になる。「福祉用具貸与」として、手すり、スロープ、歩行器、歩行補助杖は、介護保険の一割負担で要支援・要介護の人すべてが使える。車いす、車いす付属品、特殊寝台（介護用ベッドなど）、特殊寝台付属品、床ずれ防止用具、体位変換器、移動用リフト（つり具の部分を除く）、認知症老人徘徊感知機器は、原則的に要介護二以上。自動排泄処理装置では尿のみを吸引するタイプは要支援一から、尿と便の両方を吸引するタイプは要介護四以上が対象となっている。

介護保険で「福祉用具貸与」を利用する場合、**都道府県の指定を受けた業者**を使わないと全額自己負担になってしまうので要注意。業者については担当のケアマネジャーや地域包括支援センターに、入院中は病院のソーシャルワーカーに相談するといい。

一〇〇％自己負担だが、介護保険の対象ではない福祉器具をレンタルする業者も少なくない。介護保険が使える福祉用具と使えない福祉用具を組み合わせれば、さらに利用者の生活は便利になるし、介護用ベッドなどの高額商品は購入するよりはるかに経済的だ。

また、介護保険の住宅改修で対象になるのは、①手すりの設置　②段差の解消　③滑り防止及び移動の円滑化のための床などの材料の変更　④引き戸など扉の取り替え　⑤洋式など便器の取り替えなど。これらの工事を行った場合、支給限度基準額二〇万円の九割～七割が戻ってくる。要介護度が三段階上がったり、転居した場合は再び二〇万円までの支給限度額が設定される。詳しくはケアマネジャーに相談しよう。

一般社団法人「日本福祉用具供給協会」では、福祉用具の利用者に向けて「困っていること」の事例を通して、その改善法の事例と助言をまとめた「福祉用具有効利用情報ガイドブック」を一部一〇〇円（送料別）で配布している。また、「退院時に福祉用具を活用するための手引き」など、福祉用具についてのわかりやすい冊子も三五〇円で配布しているので、一度、ホームページをチェックしてみるといいだろう。

◉厚生労働省「介護保険と福祉用具」（パンフレット）　https://www.mhlw.go.jp/topics/kaigo/osirase/dl/yougu.pdf　介護保険で利用できる福祉用具がざっくりわかる

◉一般社団法人日本福祉用具供給協会　http://www.fukushiyogu.or.jp/books/index.php　福祉用具について目的別・具体的に知りたいときに便利な冊子と関連書籍リスト

◉公益財団法人テクノエイド協会介護保険対象福祉用具の解説　http://www.techno-aids.or.jp/kaigo/shirabe.shtml　「福祉用具貸与」対象の介護用品に関する詳しい情報

寝たきりゼロへの10か条

寝たきりゼロへの10か条

第一条　脳卒中と骨折予防　寝たきりゼロへの第一歩
第二条　寝たきりは　寝かせきりから　作られる　過度の安静　逆効果
第三条　リハビリは　早期開始が　効果的　始めよう　ベッドの上から訓練を
第四条　くらしの中での　リハビリは　食事と排泄、着替えから
第五条　朝おきて　先ずは着替えて　身だしなみ　寝・食分けて　生活にメリとハリ
第六条　「手は出しすぎず　目は離さず」が介護の基本　自立の気持ちを大切に
第七条　ベッドから　移ろう　移そう　車椅子　行動広げる　機器の活用
第八条　手すりつけ　段差をなくし　住みやすく　アイデア生かした　住まいの改善
第九条　家庭（うち）でも社会（そと）でも　よろこび見つけ　みんなで防ごう　閉じこもり
第一〇条　進んで利用　機能訓練　デイ・サービス　寝たきりなくす　人の和　地域の輪

一九九一年当時の厚生省がつくった「寝たきりゼロへの10か条」を見つけた。介護保険スタートの一〇年近く前に策定されたが、内容は今見てもあまり古さを感じない。

平成三〇年版の高齢社会白書（二〇一八年）によると、六五歳以上の人の要介護になる原因は、①認知症（一八・七％）②脳血管疾患（一五・一％）③高齢による衰弱・老衰（一三・八％）④骨折・転倒（一二・五％）⑤関節疾患（一〇・二％）、パーキンソン病、心臓病、糖尿病、呼吸器疾患、がん、と続いている。

「男性は血管から衰える」「女性は骨と筋力から衰える」といわれるが、男性に多い脳血管性疾患の原因となるのは、高血圧と動脈硬化。女性に多い骨折・転倒・関節疾患の原因となるのは、骨と筋肉の衰えだ。

高齢者は若い人とちがい、風邪を引いたり、足腰が痛んだりして一週間寝込んだだけでも、筋肉が衰えて起き上がろうという気力がなくなりがち。とくに入院をしたりすると、簡単に寝たきりになってしまうことが多い。

いっぽう介護する側も、本人は寝たがっているし、寝かせておけば手がかからないため、ついそのままにしがちだが、実は寝かせきりにすることで、**肺炎、褥そう、認知症状などを併発しやすい**。とくに褥そうは三日間でもできることがあるので、自宅で療養するときにも、できるだけ「起き上がる」時間をつくりたい。

「寝たきり」「寝かせきり」にしないためには、介護する側が本人の努力や混乱をどうサポートしていけるかが大きな決め手となる。これまでにも何度かふれたように、脳卒中、骨折などで入院して、リハビリによって歩行機能が回復しても、退院後、自宅に帰ってから徐々に機能が低下して、歩けなくなってしまう人が少なくない。

これは「努力が足りない」からではなく、本人は以前の自分とのちがいに戸惑い、自信を失っていることが多いからだという。リハビリ療法士など専門家の力を借りながら、介護する側も日常生活の中のもっとも基本的な動作（食事、排泄、着替えなど）を、本人ができる範囲で無理なく行えるよう支援を続けていくことが大切だ。

「寝かせきりにしない」ための在宅ケア

邦子さんは、あれだけ身だしなみに気を使っていた母の敏江さん（七六歳）が、心筋梗塞を起こして退院後、家で療養生活を始めてから、身づくろいを気にしなくなったことが気になっていた。一日中パジャマ姿でいることが多いし、困ったのは清潔が保てなくなったこと。着替えを嫌がるようになり、お風呂も面倒くさがるようになった。皮膚、口腔、頭髪、衣服などを常に清潔に保つことは、臭いを防ぐだけではなく、感染症の予防になる。しかし、心筋梗塞の再発を恐れる母は、邦子さんが言えば言うほど自分の体調をかばってかたくなになり、自分の殻に閉じこもって寝てばかりいるようになった。

ある日、お尻が痛がゆいというので見てみると、母のお尻に赤いアザのようなものができていた。ケアマネジャーに相談すると、「**ひょっとしたら褥そうでは?**」という反応。清潔を保つためにも訪問看護師を利用してみたらどうかと勧めてくれた。

自分が言っても聞かないが、看護師の言うことなら聞いてくれるかもしれないと考えた邦子さんは、かかりつけ医に相談し、褥そうの手当ても兼ねて訪問看護師に入ってもらうことにした。邦子さんがびっくりしたのは、あれだけかたくなだった母親が、看護師の村岡さんの言うことは実に素直に聞いたことだ。

「どこが自分とちがうのか」と見ていると、村岡さんは**人をほめるのがとてもうまい**。自分のできることは自分でするよう母をうながし、それができると、またほめる。もともと、おしゃれで社交性のあった母は、ゆっくり接して気分を乗せていくとシャワーを浴びるようになり、着替えも自分でするようになった。

母がときどき夜中に失禁するようになったため、邦子さんは夜だけオムツをつけてもらっていた。だが、村岡さんによると安易なオムツの使用は、本人の自尊心を傷つける。オムツは生活意欲を奪い、社交性を低下させ、結果として寝たきりに陥りやすくなるので、なるべく使わないほうがいいと言う。

社会とのかかわりをもたず、一日中何もしないで家の中に閉じこもっているのは、寝たきりの前兆だからと、村岡さんはデイケアへの参加も母に勧めてくれた。「幼稚園じゃあるまいし」と、デイホームに関しては徹底的に拒否していた母だが、「心臓を強くするためには軽い運動がいいんですよ」と村岡さんに言われ、しぶしぶ通い始めたら同じような持病をもつ友だちもでき、週に二回、送迎の車を心待ちにするようになった。

母の変わりようを見ながら、邦子さんは**在宅ケアに専門職が入ることの大切さを再認識した**。家族には甘えられる部分もあれば、家族だからこそ反発する部分もある。家族が「よかれ」と思って勧めていることでも、からだや心が弱っている人にとっては「押しつけ」になったり、さらに自信を喪失させる原因となってしまうことがある。

健康に自信のない人は、医師や看護師など医療の専門職に対する信頼感が強い。だから、自分が信頼している医療の専門職が親身になって力づけてくれれば、「できない」と思っていたこともできるようになることが少なくない。

村岡さんが来てくれるようになってから、邦子さんは母の敏江さんの姿を見直すようになった。「こんな人だったの？」という発見もたくさんあった。敏江さんを「見慣れた自分の母親」ではなく、老年期を迎えて病気になったひとりの女性として考えることができるようになったのは、訪問看護師のおかげかもしれない、と思っている。

褥《じょく》そうはなぜできるのか

敏江さんの褥そうは、早期発見・早期治療のおかげで治ったが、こんなところまで褥そうができるのか、という例を見たことがある。脳梗塞が原因で寝たきりになった八〇代の女性の、ねじれて折れ曲がった両足の指の上に大きな褥そうができていた。拘縮を起こして骨が突出し、皮膚が薄くなったため。かけ布団や毛布で擦れるので、なかなか治らないのだという。

褥そうというのは、寝がえりなどを打てず、同じところに圧力がかかる状態が続いたときに、血の流れが悪くなって皮膚や皮下脂肪、筋肉が「壊死」を起こす状態だ。とくにお尻の仙骨部や腰骨、手足の関節など、骨の飛び出した部分にできやすい。拘縮のあるときは前出の女性のように、思いがけない部分にできることがある。

もうひとつ、**褥そうの大きな原因となるのが高齢者がなりやすい「低栄養」**。栄養状態が悪くなると、からだは筋肉や脂肪組織をエネルギー源として利用するので、やがては骨が突出し、薄い皮膚を常に引っ張ることで、褥そうが起こりやすくなる。また、栄養状態が悪くなると皮膚がむくみ血行が悪くなるので、褥そうができやすくなるばかりか、すでにできた褥そうが治りにくくなる。

ひとたびできれば、治療には数か月かかることもあるが、きちんと食事をして栄養を摂り、体位を移動させることを心がければ、たいていの褥そうは治るという。

在宅療養での褥そう予防の基本は、**からだの圧力を分散する「体圧分散寝具」を利用すること**だ。体重は頭部、肩甲骨部、仙骨部、足部の四点で支えられているので、そこにかかる圧力を分散できるマットレスを使う。マットレスの種類は、ウレタン、ゲル、エア、ウォーターなどさまざまな種類があり、介護保険サービスを利用してレンタルできる。福祉用具専門相談員に相談し、本人の状態にいちばん合った、体圧分散寝具を見つけよう。自動的に体位を交換するエアマットもある。

◉とこずれ（褥瘡）皮膚科Q&A（公益社団法人日本皮膚科学会）
https://www.dermatol.or.jp/qa/qa22/index.html

高齢者用の食事もさまざま

高齢者は低栄養になりやすい。自宅で暮らす高齢者の七人に一人は、一日の摂取カロリーが一〇〇〇キロカロリー以下で、十分な栄養摂取には足りていない。入院中や長期療養施設に入っている高齢者の約半数も、十分なカロリーを摂取していないという。とくに少ないのがタンパク質。要介護になった人の原因には低栄養が挙げられ、中でも脳血管性疾患、転倒骨折、認知症などは低栄養と深くかかわっているといわれる。

原因は加齢による食欲の衰え、噛んだり（咀嚼）飲み込んだり（嚥下）する機能の低下、栄養バランスの偏り、活動量の低下……そして、ひとり暮らしなどの孤食も挙げられている。低栄養が続くと筋肉が衰え、寝たきりの原因にもなりかねないし、褥そうや誤嚥性肺炎も起こしやすくなる。

「最期まで口から食べたい・食べさせたい」と思っていても、噛む力や飲み込む力が弱くなると、食事は工夫しないとうまく食べられない。高齢者の介護食としては「ミキサー食」「きざみ食」「とろみ食」「やわらか食」「栄養補給食」などがあるが、これをすべて家庭でつくるのは、なかなかむずかしい。

そんな際に上手に利用したいのが、市販の介護食。見た目も味も常食と似た形に加工した「やわらか食」も増えてきた。噛む力（咀嚼）や飲み込む力（嚥下）のなくなった人には、ミキサー食やきざみ食にとろみをつけたものが用意されるが、見ただけで食欲がわかないことが多い。そこで、見た目、香り、食感、栄養素はそのままに、舌や歯茎で押しつぶせるように柔らかくし、咀嚼・嚥下をしやすくした商品が開発された。

一一二ページで登場してもらった和江さんは、ミキサー食しか食べられなくなって退院してきたが、「食支援チーム」の支援で、今では冷凍庫から出して電子レンジでチンすれば、野菜の煮物やサバの味噌煮が姿かたちそのままで食卓に並ぶやわらか食と、普通の食事を併用して楽しんでいる。こうしたやわらか食は一点二〇〇円以上するので、すべて市販品で食事を用意するとなると高くつく。食欲のないとき、家族が忙しいとき、あるいは一点だけにする、といった形で臨機応変に利用したい。

また、食べる量が少なくなった人には、ハイカロリーのドリンクやゼリーなどの栄養補助食品を、食後のデザートやおやつに加えるといい。種類の多くなったやわらか食や栄養補助食品はネット通販で購入できるので、一度、調べてみたい。

糖尿病や腎臓疾患の人向けには、通信販売や宅配で利用できる弁当などもある。食事の相談は在宅医、訪問看護師などのほか、市区町村でも**管理栄養士による「栄養食事相談」**を行っているところが増えてきたので低栄養の問題も含めて利用したい。

介護保険で「訪問栄養食事指導」も利用できるようになった。まだ数は少ないが、診療所、訪問看護ステーション、最近では栄養士をスタッフにもつ薬局も登場している。「訪問栄養食事指導」は一回五三〇円（一割負担）で月二回までが介護保険適用となっている。

【市販のやわらか食、栄養補助食品】

◉イーエヌ大塚製薬　摂食復活支援食「あいーと」（冷凍食品）
https://www.ieat.jp/

◉キューピー　やさしい献立（レトルト食品）
https://www.kewpie.co.jp/udfood/

◉明治　栄養食品メイバランス（ドリンク、ゼリータイプ）
https://www.meiji.co.jp/procucts/nutritional_products/

◉クリニコ　栄養補助食品（ドリンク、ゼリータイプ）
https://www.clinico.co.jp/products/feature/density/

医療と介護をつなげる「連絡ノート」

最近は在宅ケアの情報共有をするための、パソコンやスマホなどのソフトやアプリの開発が進んでいる。しかし、介護事業所ではスマホの支給を含めたＩＣＴ（情報通信技術）の導入をしているところは少ない。そこで、「多職種連携」のツールとして介護家族が用意しておきたいのが、手書きの「連絡ノート」だ。

必要なものは大学ノート一冊。縦に四本線を引き、日時、記入者の名前、連絡事項（ここのスペースを大きく）、食べた食事のメニューが書けるようにするだけと、**実にシンプルでアナログなノート**だが、これが家族と介護と医療の連携にどれだけ役に立つかは、使ってみるとよくわかる。

たとえば、夕方まで家族がいない末期がんの雄一さん（八六歳）の場合には、昼食の準備で一一時にやってきたヘルパーが、その日やったこと（洗濯、トイレの掃除、食事の用意など）と、「サラダ油が切れています」などの連絡事項を簡単に書き、食事のメニューと「食欲なし。半分以上残した」などを四番目の欄に記入する。

二時にやってきた訪問看護師は、ヘルパーの記述を読んで体調を確認し、排せつケアや清拭など、その日行ったケアの内容を簡単に書き、「先日からの発疹、まだ治っていない。便秘が続いている」など連絡事項を記入する。夕方、娘の美里さんが帰宅したところで訪問した薬剤師は、ヘルパーと看護師の記述を読んで、医師に薬の変更を提案する。

美里さんが三人の書いたノートを読んで、「父は湿疹がかゆいせいか、夜、よく寝られていないようです」など自分の気になったことや、「サラダ油、買いました」などの連絡事項とともに、夜の食事メニューと食欲などを記入すると、翌日やってきた在宅医がこのノートを読んで、看護師と薬剤師に連絡をする。ノートを読むと一週間の雄一さんの様子が手に取るようにわかるし、娘の美里さんにとっても、何冊にもわたって書きつづられたこうした日々の記録は、父親の介護の貴重な記録になっている。

何人もヘルパーが入っているのに連絡ノートがないため、前日、利用者が何を食べたのか、どんな様子だったのかわからない、という家庭もある。とくにひとり暮らしや老々介護の場合は、ケアを支援しているスタッフ間の「情報共有」が重要だ。

「医療行為」ってどんなこと？

在宅医療では、さまざまな医療器具が使われている。私のアンケートに答えてくれた患者家族と専門職で、家族や利用者が医療器具を使っている（いた）と答えた人は三割以上。痰吸引、尿道カテーテル、在宅酸素法、胃ろう、ストーマ（人工肛門）、経管栄養法、人工呼吸器を取り入れている。「**痰の吸引がなかなかうまくいかなかった**」などのコメントもあったが、長年、介護を続けている家族には、看護師も顔負けの見事な手技を行う人も少なくない。

認知症で寝たきりになった夫を八年間介護している喜和子さん（七二歳）の、痰吸引の素早さには目を見張った。夫の喉がゴロゴロしてくると、枕元の吸引器からカテーテルを抜いて夫の喉の奥にスッと入れ、クルクルと回して痰を吸引する。その間、わずか三〇秒足らず。ふつうは本人が苦しがるので、なだめたりしながら吸引をするが、喜和子さんは看護師も「脱帽です」と言うほどの手際のよさだ。

吸引から人工呼吸器の操作まで、家族や家族に頼まれたヘルパーが医療器具を扱っている。しかし、医師や歯科医師、看護師などの免許をもたない人が「医療行為」を行うことは、医師法や歯科医師法、保健師助産師看護師法などで禁止されている。

以前は体温・血圧測定をはじめ、湿布薬を貼ったり、軟膏を塗ったり、目薬をさすといった行為も「医行為」とされていたが、二〇〇五年の通知で浣腸や導尿、人工肛門の管理は「もともと医行為ではなかった」とされ、二〇一二年四月から経管栄養の管理と痰の吸引は、研修を受けた介護職員に関しては「医療的ケア」として認められるようになった。現在、「医行為」とされているのは次のようなものだ。

①安静度の判断　②食事指導　③理学療法　④バルーンカテーテル交換　⑤経管栄養管理　⑥膀胱洗浄　⑦吸引　⑧ネブライザー　⑨包帯交換　⑩褥そう管理　⑪採尿　⑫褥そう予防　⑬内服薬管理　⑭胃チューブ交換　⑮静脈注射　⑯動脈採血　⑰医学的検査の判断。そして、〝グレーゾーン〟とされているのが、摘便、褥そうの処置、人工呼吸器の操作など。

一九九九年から介護職の「医行為」について調査を行っている城西国際大学准教授の

篠崎良勝さんによると、現在に至るまで、常に九割以上の介護職が、利用者や家族に頼まれたり、看護師から指示されたりして、血圧測定、痰吸引、摘便、浣腸などを行っている。うち四人に一人は、誤薬・配薬、爪切り、摘便、座薬挿入、経管栄養などで、何らかの医療事故を起こしている、という。

表沙汰にはなっていないが、事故を起こすのは家族も同様だ。介護職に関しては痰の吸引と経管栄養が〝解禁〟され研修もあるが、**介護職だけではなく家族も含め**、「医行為ではない」とされた医療的ケアに関する研修が必要ではないだろうか。現在、医療的なことを家族に教えているのは訪問看護師だが、家族が「介護力」をつける講座などを、自治体が家族支援としてもっと積極的に行っていく必要があると思う。

在宅で使われる医療機器

在宅医療で使う医療機器は介護保険の対象にはならないが、購入費の一割で自費レンタルできるものが多い。在宅酸素、ネブライザー、痰吸引器などは、身体障害者手帳があれば給付される場合もあるし、市区町村によっては医療機器購入額の半分を助成するなどの福祉サービスを行っているところもある。

在宅医療を利用している家庭で、もっともよく見る医療機器のひとつが「**吸引器**」。

これは気管切開をしてカニューレをつけている人をはじめ、呼吸器系の病気で痰がからんで飲み込むのが困難な人や、嚥下障害で飲食物や唾液がうまく飲み込めずむせる人に使われる医療機器だ。

吸引器は呼吸機能障害三級または同程度、あるいは気管切開している人が給付の対象。市区町村の担当窓口に、日常生活用具の給付申請書と医師の意見書を提出すると五万〜六万円の給付が受けられ、ふつうの吸引器ならその給付金でほぼまかなえる。

在宅酸素療法は「ＨＯＴ（Home Oxygen Therapy）」とも呼ばれ、病状は安定しているが、からだの中に酸素を十分に取り込めない人に対して、長期にわたり自宅で酸素吸入をする治療法。一般に家庭では「酸素濃縮機」が使われるが、故障時や停電時のために酸素ボンベの設置も必要となる。費用は公的健康保険一割負担で一か月約七三〇〇円かかるが、この療法を受けている人も、呼吸器機能障害四級以上であれば等級に応じて給付が受けられる。また、市区町村では医療費負担軽減の支援も行っている。

消化器系・泌尿器系などの病気で、肛門、膀胱、尿管、腎盂、尿道が閉鎖された人には、**ストーマ（人工肛門・人工膀胱）**が造設される。これは手術で腸や尿管を下腹部などに引き出してつくった、便や尿の排泄口。消化器系ストーマ（人工肛門）は便の排泄、尿路系ストーマ（人工膀胱）は尿の排泄のために使われる。

肛門や尿道には括約筋があるが、ストーマでは排泄物が自分の意思とは関係なく少しずつ排泄されてしまうため、排泄物を溜める「パウチ」に溜めてから捨てるという方法を取る。このパウチを装着面の皮膚を保護しながら取りつける「皮膚保護材（フランジ）」などを含めた装具があるので、ストーマをつけた人は洗浄を含めたケアが必要だ。パウチの交換は一日に一回、皮膚保護材の交換は三〜五日に一回というケースが多い。

人工肛門や人工膀胱をもった人は「オストメイト」（新しい排出口をもった人）と呼ばれるが、永久ストーマ造設術を受けた人は、ストーマ造設直後から身体障害（四級）の認定と身体障害者手帳が交付され、身体障害者福祉法によるサービスを受けられる。全国的な患者団体「日本オストミー協会」では、さまざまな患者支援も行っている。

前立腺肥大症などで排尿が困難になった場合は、カテーテル（管）を尿道から入れ、小さなバルーンで膀胱内に留めておく**膀胱留置カテーテル**が使われることがある。前立腺肥大症のほか、膀胱がん、脳梗塞の後遺症、脊髄損傷、神経難病などのほか、寝たきりになったとき、一時的に尿感染を防ぎたい場合にも使われる場合もある。カテーテルには蓄尿袋（ウロバック）を接続して、一日に一〜二回、尿を廃棄する。

在宅では使われることの多い膀胱留置カテーテルだが、感染症や尿道の損傷を起こすことがあるため、長期にわたって安易に留置させてはいけない、といわれている。また、カテーテルの交換や膀胱洗浄も頻繁に行うべきではない、とされている。

◉特定NPO日本呼吸器障害者情報センター　https://www.j-breath.jp/copd/home_oxygen_therapy.html　在宅酸素療法についての詳しい情報が満載

◉公益社団法人　日本オストミー協会　http://www.joa-net.org/contents/profile/index.html

〒一二四-〇〇二三　東京都葛飾区東新小岩一-一-一トラスト新小岩九〇一号

TEL：〇三-五六七〇-七六八一　FAX：〇三-五六七〇-七六八二

さまざまな栄養法と医療機器

口から食べられないとき、導入されるのが**経管栄養**だ。よく知られているのは胃ろう栄養法だが、腸ろう、胃腸ろう、経鼻経管栄養法などもある。いずれもスタンドに吊るしたパック入りの濃縮栄養剤を、点滴のようにお腹や鼻に入れていく。また、間欠的口腔食道経管栄養法（OE法）では、食事のたびに流動食を口に入れる方法を取る。

お腹にあけた小さな穴に管を通し、胃に直接流動食や水分、薬を入れていく**胃ろう栄養法**では、①流動化した栄養剤を自然滴下でお腹に入れる　②流動化した栄養剤をポン

プでお腹に入れる　③注射器を使って寒天などで固形化した栄養剤を胃ろうチューブに直接入れていく、という三つの方法が取られている。もっとも一般的なのは①で、逆流や下痢を起こしたりして①がうまくいかない場合、②と③が使われることになる。

胃ろう栄養法は、本人の苦痛が少ない、経口食と併用が可能、不要になれば閉鎖できるといった利点があるが、流動食が胃や食道から逆流してくることもあるので、誤嚥性肺炎のリスクがなくなるわけではない。胃ろうでは、嚥下障害などがあっても胃そのものが動いていれば、胃の機能を動かせる食品的な栄養剤やミキサー食が③の方法で使われることもある。また、胃ろうをつくったとしても、口から食べることをあきらめなくてもいい、という考え方も広まってきた。可能性があるようなら、再び口から食べられるように在宅医や看護師と一緒に考えていきたい。

経鼻経管栄養法では鼻から口、食道を通って胃にチューブが差し込まれるため、患者の不快感は大きいが、チューブを引き抜けば中止できる、という軽便さもある。このため、短期間の栄養投与目的で利用されることが多いが、「入院中に慣れてしまったから」と脳梗塞で倒れてから一〇年以上、経鼻栄養を続けている人に会ったこともある。

間欠的口腔食道経管栄養法は、嚥下機能が低下している人に使われる。口からチューブを食道に通して流動食を入れるので、消化が活発になり、下痢や逆流の可能性が低くなるといわれている。また、経鼻経管栄養法よりも短時間で済むし、食事のとき以外はチューブなしで過ごすことができるが、咽頭の敏感な人はチューブを入れるのが困難なため、苦痛に感じる場合もある。

経管栄養にかかる〝食事〟の費用は、栄養剤が食品扱いであれば自費で購入しなければならないが、**医療品扱いであれば健康保険適用**となるので家計負担が軽減される。胃ろうではふだんの食事を利用することもできるので、市販品に頼らない方法もある。がんの末期で胃ろうから大好きなお酒を入れて最期を楽しんだ、という人もいた。

栄養補給には、中心静脈栄養法、末梢静脈栄養法もある。**中心静脈栄養法**というのは、カテーテルを心臓の近くの中心静脈に入れ、そこから栄養液などを送り込む方法。本来の目的は一時的な栄養補給なので、終末期の人に長く続けるものではないとされている。通常はポンプを使って投与されることが多い。

この方法の利点は、カテーテルを一回入れると数か月使用でき、その都度、注射をする必要がないことだが、カテーテルの挿入部などを清潔にしておかないと感染症の原因となる。また、終末期の時期など新陳代謝が弱っている場合は、投与された水分や栄養が使われないまま体内にたまってしまうためむくみの原因になり、本人の負担が大きくなる。さらに、さまざまな医療材料が必要とあって、コストが高いことも弱点として挙げられる。

末梢静脈栄養法は、栄養液や水分を手足の静脈に注射する方法。やり方は簡単だが、末梢静脈は中心静脈にくらべて血管が細いため、投与できるカロリーに限界があり、静脈炎や血管痛などが起こりやすい。毎日、長時間、点滴の管につながれるし、高齢者や痩せている人は、血管を確保することがむずかしく、何度も針をさすことがあるなど、本人には苦痛を与えたり不自由な思いをさせたりすることがある。

その他、家庭でも気管切開をした人のための**人工呼吸療法**、**糖尿病の治療**のためのインスリン療法、腹部や腕に埋め込んだカテーテルを使って、透析液や血液を本人が交換する**在宅透析療法**（連続携行式腹膜透析、血液透析）、さらには輸血も行われている。

◉患者さんとご家族、介護者の方へ　経管栄養の手引き
https://static.abbottnutrition.com/cms-prod/feedme.com/img/jp_GuideToNutrition.pdf
◉気管切開（気切）の手術・交換手順、安楽のための観察・看護ケア
https://j-depo.com/news/post-923.html
◉在宅での透析と安全管理：医療安全推進者ネットワーク

http://www.medsafe.net/contents/recent/100ohji.html

在宅ケア　侑子さん（五四歳）の意見

私と夫は、双方の両親をまとめて在宅介護しようとして、最大九人まで住める住宅を建てたものの、現実は筋書き通りには運びませんでした。一緒に住むと言った私の両親は、「気が変わった」と同居に至らず、脳挫傷が原因で認知症になった義父は、暴れたり異常行動を繰り返したため、自宅では手に負えなくなり、結局、施設で看取ることになりました。

信頼感のある夫婦間、親子間の介護は頑張れるようです。私もよりよい介護をしようと情報を収集し、笑顔でお互いを尊重し合える介護を目標としていましたが、認知症になった義父は性格が変わってしまい、介護をしている私のほうが先に死ぬのではないか、と思ったほど振り回されました。

結局、義父は病院と施設を七か所、転々としましたが、病院や施設に入ってもらい楽になったか、というとそういうわけでもなく、病院、施設からの呼び出し、付き添い、看病、必要なものを届けるなどが頻繁にありました。加えて、義父が「家に帰りたい」と暴れると、病院では薬で抑えるよりはいいと日帰り一時帰宅をさせるので、一時間半の道のりを同日に往復するという時期もあり、共働き夫婦にとっては心身ともに負担が大きく、土曜日の朝一の電話には恐怖さえ覚えました。

義父の介護を通して、認知症介護のむずかしさと悲惨さを体験しました。病院や施設でほかの家族の様子も見聞きしましたが、家族や親戚間で認知症についての知識を共有しないと、介護者の苦労は理解されず、ときには逆の感情をもたれることも多いことを知りました。近親者の間で依存の関係が強いほど、修羅場になりやすいように思います。

私が義父の介護でつくづく感じたのは、介護者のメンタルケアの必要性です。負のスパイラルに落ちこまないよう、専門職に相談する、介護生活に風を入れる工夫をする、介護者の休みの時間や癒しの時間を入れる、できるだけ世間体を気にしないようにする……。

別の県で暮らしていた父は心筋梗塞を起こし、救急車で運ばれた病院で死亡しました。知らせを聞いて駆けつけましたが、間に合わないほどあっけない死でした。

現在、実家には介護が必要になりそうな母と独身で高齢の伯母がいて、手術の後遺症で障害が残った独身の私の妹が二人の世話をしています。私たちとは同居しない、と言っていますので、本格的な介護が必要となる前に準備をしようと提案しているのですが、本人たちは「介護」のイメージが描けないようで、まったく動こうとしません。

母たちの介護が必要になったら、私が遠距離介護をするのか、施設のお世話になるのか、あるいは入院ということになるのか、なりゆきで考えるしかない、と思っていましたが、今回のアンケートを受けて、在宅医療を視野に入れながら、母と伯母の介護に積極的にかかわりたいと思うようになりました。

人の最終章は突然に、意外な形でやってきます。当事者がしっかりした意思をもって介護計画を立て、周囲に伝えておかなければ、主体的な余生は送れない……。そんなふうに考えています。

第6章

平穏な看取りを迎えるために

「平穏な最期」を望む時代

人生一〇〇年時代。なかなか死ねない長寿時代の生き方に加え、ACP（アドバンス・ケア・プランニング＝人生の最終段階での医療・ケアについての事前指示）の講座がひんぱんに開かれるようになるなど、死について語られることも多くなってきた。

私は四人の看取り期に立ち会ったことがある。二人は当時まだ四〇代だった女ともだちで、末期がんだった。ひとりは治療をしないことを選んで入院した病院で緩和ケアを受け、もうひとりは痛みの緩和を行いながら自宅で闘病した。三人目は母。瞬間には立ち会えなかったが、看取り期の三週間、自宅で介護した。四人目はがん末期を自宅で過ごす近所に住む友人で、その日も自宅を訪ねてケアを手伝い、夜、亡くなったという電話を聞いて駆けつけた。

二人が亡くなったのは病院だったが、酸素マスクも点滴も何も使わないまま静かに逝った。むくみもまったくないきれいな顔だったのは、今、考えると「延命治療をしない」という本人や家族の希望を医師が聞き入れたからだと思う。

しかし、そうした願いがどこの病院でも受け入れられるわけではない。徳雄さんの母（九五歳）が誤嚥性肺炎を起こして入院し、検査でがんが見つかったとき、徳雄さんが「高齢なのでそれ以上の検査や治療をしないでほしい」と申し出ると、主治医はカルテに「治療拒否」と書いた。徳雄さんは「本人は自然死を望んでいます」と医師に告げたが、「何もしないのであれば、退院を」と言われ、仕方なく点滴を受け入れた。

そろそろ危ないと言われて駆けつけたときには、母は酸素マスクをしたまま苦しそうに咳き込み、二〇分ほど苦しんでから亡くなった。むくんだ四肢は鬱血し、針先でつつけば破裂しそうなほどに膨れあがっていたという。その光景を徳雄さんは今も忘れない。

在宅医療に関心をもち、多くの訪問診療医の話を聞くうちに、人生の最終段階では「何もしない」ほうが自然に、平穏に逝けることがわかってきた。在宅では患者が食べられなくなって終末期を迎えたとき「家族から頼まれたら二〇〇ミリ程度」の点滴はするが、基本的に点滴はせず、**口から摂れるものだけにしてお迎えを待つ**ように勧める、という医師が多い。だが、病院では五〇〇ミリ以上の点滴を行うところもまだまだ多い。そうすると、胸水や腹水、痰がたまりやすくなってからだがむくむ。徳雄さんの母親は、まさにその状態だった。

さまざまな在宅での「看取り」

本人にも家族にも、それぞれの事情がある。「看取り」をする場所は自宅でも病院でも、きちんとしてくれれば、施設であってもかまわない。ただ、「何もしない」ことを望むのであれば、自然な看取りの環境がそろっている自宅のほうがスムーズにいくことが多いようだ。

私のアンケートに答えてくれた人の中には、自宅でさまざまな看取りをした人たちがいた。義母（八三歳）を自宅で看取った博さんは、看取りの日の様子を含んだ長い書き込みを寄せてくれた。

「その日は休日でした。看取ったのが朝七時ごろだったので、家族それぞれ在宅しており、義父、長女夫婦、次女夫婦、皆で手を添えている中で亡くなりました。予想より少し早いと思いましたが、毎日手をかけてあげられたと思いますので、悲しさもある中で一種の充足感のようなものも感じました。まじまじと死にいたる様子を見ていて、この手から命の砂がこぼれていくがごとくの感覚に襲われたのですが、苦しそうな呼吸がいつしか静かになり、血の気が引いて顔が青白く変化していきました。いまわのきわはなぜか穏やかで安心したような、苦しみから解放されていくようなふうに見えました」

アンケートでは博さんのように、自宅での看取りを「よかった」と答えている人が多数いた。コメントをいくつか挙げておこう。

「母の口癖だった『病院でチューブにつながれて死にたくない』と『葬式は家でしてほしい』の頼みのうちひとつをかなえられた。余命一か月と言われたが、結果的に六か月ほど延ばすことができ、その間に楽しい思い出をたくさん得られた」

「母の介護は孤独で試行錯誤の日々だったが、『老いること』『病むこと』など、母の看取りを通して考えさせられたことは多い」

「祖母を家で看取った。母は大変だったと言っていたが、祖母にとっては自然に逝けてよかったと思う。私自身もその光景を見たことが仕事場（介護職）でも生かされた。父のときは母がさっさと入院させてしまったので、私の子には死を見せることができなくて残念だった」

「亡くなった直後は皆、取り乱したりもしたが、家族に囲まれ、安心したような顔で亡くなった義母の顔を見たので、自分たちでできる限り手をかけられたという充足感もあり、死を受け入れることがそんなに苦痛ではなかった。もっとも亡くなった義母はもうすぐ八八歳という高齢であったので、寿命をまっとうしたという感覚でもあった」

「最期まで家族がそばにいたことは、本人にとってもよかったと思う。あの状態で病院に行きたいと思っていたとは思えないから。ただ、本当にあれでよかったのか、もっとできることはなかったのか……という気持ちは残った」

病院での看取りになることも

自宅で看取りをしたいと願いながらも、できなかった思いを綴ってくれた人たちもいる。最期まで自宅で、と思っていても、次第にむずかしくなってくるのが認知症。

「母の場合、家での看取りを考えていたが、足の骨折で入院以来、認知症が出て、次第に重症化してきたため、やむなく施設に入れた。結局、そこで看取りをすることになったが、施設はよくやってくれたと思う。最期のときには部屋に泊まって、翌朝、介護職員と一緒に看取った」

在宅介護にはマンパワーが必要。周囲のサポートがないと、妻ひとりの奮闘には限界がある。

「がんの夫を自宅で看取ろうとがんばってみたが、私ひとりでは無理だった。オムツ交換、お風呂など疲れ果て、夫が体調を崩したのをいい機会と近所の病院に入れた。結果的には毎日様子を見られ、心の準備が少しずつできていたので、夫の死をきちんと受け入れられた」

「自宅」か「病院」かで、きょうだい間の意見が分かれるのはよくあることだ。普段、介護していない人がやってきて、「なぜ入院させないのか」「餓死させるのか」などと責めたてられ、やむなく病院へ、というケースは少なくない。

「夫は脳腫瘍だったので、在宅は無理と主治医に言われた。本人が家で死にたいと言うのでギリギリまで家で見たが、きょうだい間で意見が分かれ、結局、病院を選択することになった。夫の願いをかなえられなかったことに、あとあとまで苦しんだ」

訪問診療医もさまざまだ。家で看取りを、と頼んでいるのに、「緊急時には救急車を呼んで」と海外旅行に行ってしまう医師もいるし、二四時間体制のはずなのにあれができない、これができないという医師もいる。

「家で最期までと思って訪問診療をして下さる先生を探したのに、『日中診療をしているので、高濃度栄養の点滴はできない。もし自宅で経管栄養をするのなら、別の在宅医に診てもらうように』とおっしゃった。しかし、新しい在宅医を探しているうちに、母の容態が急変し、入院させたら、そこで亡くなってしまった」

自宅での看取りを考えるのであれば、在宅医療を導入するときに、看取りの経験が豊富で、本人や家族と話のできる在宅医を探してほしい。**看取りの期間にはどんな家族も揺れ動く**。初めての経験ならばなおさらだ。そのときに本人と家族を支え、「これからどうなっていくのか」を、きちんと教えてくれる医師や看護師にめぐり合いたいものだ。

平穏で自然な「看取り」をするのは、実際にはさまざまなハードルがある。自宅で自然な看取りを選んだ私の母の場合は、穏やかに亡くなっていくのかと思っていたら、C型肝炎で肝硬変が進み、腎不全が透析を必要な状態まで悪化していたため、ときおり痙攣を起こし、腎不全による「名状しがたいだるさ」で苦しんだのが想定外だった。

在宅での看取りまでをできるだけスムーズに進める方法を、非がん、老衰、がんの場合に分けて考えてみたい。

在宅療養患者の八割は認知症?

在宅療養で扱われる病気は、「がん」と「非がん」に大別される。「非がん」とされるのは認知症や脳梗塞などの脳血管性疾患、そして、生命に直接影響する特定の臓器が働かなくなる臓器不全症。具体的には、慢性心不全、肺気腫、肝硬変、腎不全など。

在宅療養をする高齢者の八割は、認知症状をもっているといわれる。実際、訪問診療医や訪問看護師と一緒にお宅を訪問してみると、利用者が実にさまざまな病気を合わせもっていることに、今さらながらびっくりする。認知症+糖尿病+腎不全、認知症+肺気腫+腰痛、認知症+慢性心不全+がんなど、**あらゆる病気が数種類セット**になっている人が多いからだ。

もうひとつ気がついたのは、とりわけ変化が苦手な認知症の人にとって、自宅に医師がやってくる在宅医療は安心感につながるということだ。患者は多かれ少なかれ、病院では「よそいき」の顔をするが、認知症の人の場合、その度合いが大きい。自宅に訪問した医師と患者が「ため口」で笑い合う姿は、病院ではとうてい見られない光景だ。

老々介護が認認介護になってしまうことも多い。同行時に訪問診療医や看護師から「ここでは旦那さんが認知症の奥さんを介護しているんだけど、最近、旦那さんもおかしいんですよ」と聞くことがよくあって、そう思って見ているとやはり言動がおかしい。そんなふうに、アンテナを立てて観察をしながら、妻のケアマネジャーに夫の介護について助言することができるのも、在宅診療ならではの利点だろう。

そして、大切なのは薬の管理。認知症にはアルツハイマー病、脳血管性認知症、レビー小体型認知症、前頭側頭型認知症などがあるが、薬の使い方はそれぞれちがう。また、アルツハイマー病ひとつとっても五種類の薬があるので、その相性もある。

レミニール、張り薬のリバスタッチとイクセロンパッチの三種類はアリセプトと同じように、アルツハイマー病の原因となる脳のアミロイドβを減らし、アセチルコリンという記憶物質を増やす作用がある。そのため、これらはアリセプトとの併用をしない。

しかし、メマリーは過剰なグルタミン酸を抑え、記憶にかかわる神経機能を改善するという別の作用をもっている。しかも、中等度以降のアルツハイマー病に効果があるといわれ、アリセプトと併用して服用する人も多くなった。

しかし、他のタイプの認知症には、こうしたアルツハイマー病とはちがう薬の組み合わせが必要となる。このほか、症状によって脳循環改善薬や、抗うつ薬、抗不安剤、睡眠薬などの精神病治療薬、漢方薬などが使われることもあり、認知症の薬の使い方はとても複雑だ。とくにレビー小体型認知症の人は、薬にとても敏感だといわれ、認知症の種類や症状によって使われる薬はちがってくるのだが、そうした使い分けをせず、アリセプトの量を増やすだけで対応したり、逆に「念のためにこれも出しときましょう」と言って、やたら薬を出す医師もいる。

そうした**薬の副作用で「せん妄」「暴力・暴言」などの認知症の周辺症状が起こり**、薬を整理したら症状がピタリと治まったという話を、認知症に詳しい医師や介護家族からよく聞かされる。私自身も認知症の友人を介護している間に、多少、実体験したことでもある。

認知症で大切なのは薬の整理と管理

　雪江さんの母の秀子さん（七九歳）は、二年前にアルツハイマー病の診断を受けたが、治療を受け始めてから、穏やかだった母の気分がコロコロ変わるようになった。意味不明なことを言ってウロウロ歩きまわるかと思えば、机をバンバン叩いて大声を上げたりする。誰かと話しているように独りごとを言っているときもある。病院への通院も困難になったので、介護者家族会で認知症に強いと教えてもらった訪問診療医に訪問診療を頼むことにした。

　在宅医に専門病院を紹介され、再検査を受けるとレビー小体型認知症だとわかった。秀子さんは数年前に心筋梗塞を起こしたことがあり、長年、椎間板ヘルニアにも悩んでいる。複数の降圧剤、抗凝固剤、鉄剤、鎮痛剤、骨そしょう症の薬、抗精神薬、抗不安薬、便秘薬……これらに一〇ミリの認知症治療薬アリセプトを合わせて、一五種類近くの薬を飲んでいた。

　アルツハイマー病の場合、アリセプトは最初三ミリ（二週間）、次が五ミリ、そして一〇ミリと増量するのが標準治療とされている。しかし、レビー小体型認知症には薬剤過敏症がある。そこで、訪問診療医が薬剤師と相談しながら薬を整理し、それまで一〇ミリ投与されていたアリセプトの量を試しに三ミリに減らすと、秀子さんはだんだん落ち着いてきた。認知症状はその後、ゆっくりと進んでいるが、とても穏やかになっている。

秀子さんのようにいくつもの診療科で診察を受けてきた高齢者は、たいていは処方された薬をそのまま受け取って飲んでいる。家族も「病院が出しているから」と、薬のチェックをするところまでは気が回らない。しかも、薬の整理までしてくれる病院医はなかなかいない。だが、ひとりの患者を丸ごと診る在宅医療では、薬の管理を気遣う在宅医も少なからずいる。

だから、認知症の人に対して家族が在宅医療の導入を考えるときには、認知症にある程度詳しく、薬の整理をしてくれる医師を見つけてほしい。見つからない場合は、一一八ページで紹介した訪問薬剤師に協力を要請し、訪問診療医と訪問薬剤師のコンビネーションを考えることも必要だろう。これはがんの在宅緩和ケアの場合も同様だ。認知症の人を診ることの多い大田区の在宅医、高瀬義昌さんによれば「**薬は二割でケアが八割**」。薬の管理で本人が楽になれば、当然ながら介護者の苦労もその分軽くなる。

認知症の人の最終章をどう支えるか

認知症の人は介護期間が長いのが特徴だ。認知症になってからの生存期間は五～一五年といわれるが、中には二〇年近く認知症の人を介護している家族もいる。認知症の死因の四割は肺炎と気管支炎で、あとはさまざまな合併症。認知症では人生の終末段階に向かう道は実にさまざまで、最終章についても認知症ではない人とくらべ、多くの困難がある。

そもそも、認知症の人ではどこからが最終段階なのか、ということがよくわからない。**「どんなふうに自分のいのちを終えたいのか」**という、終末医療などに対する本人の意思確認もむずかしい。しかも、病状の進行とともに意思の疎通や日常の暮らしが困難になるため、どんなケアをすれば本人にとっていいのか、と介護する側が戸惑い、混乱することが多い。ただ、認知症に詳しい医師の大井玄さんによると、認知症がかなり進んでも「好き嫌い」は残っているので、それを観察してケアにつなげるといいという。

最終段階の判断については、認知症にはがんのようなガイドラインがない。一般的には意思疎通ができなくなり、嚥下ができなくなって、それが回復しない状態が認知症の最終段階で、介助して「食べられる」状態であれば最終段階とはいわないとされている。「自分の終わり方」については、「家に帰りたいかどうか」くらいは聞くことができるかもしれないが、**進行した認知症の人から意思を聞き出すことはむずかしい**。自分が認知症になったときのことを考えて、元気なうちに「事前指示書」を書いておいたり、認知症になっても軽度の状態の段階で、家族などが手助けして希望を聞いておいたりしておけばいいのだが、それをしている人はまだまだ少ないし、いったん介護が始まるといつつい機会を逃してしまいがちだ。

そのため、胃ろうの項でも触れたように、「食べられなくなったから」と胃ろう造設を医師から勧められて同意してしまったり、本人が「延命治療はいらない」と言っていたのに、いざとなると家族があわてふためいて救急車を呼び、延命治療を受けてしまうことも起こる。

「事前指示書」については二二三ページで詳しく触れるが、認知症の人のケアのポイントになるのは、「食べられなくなったとき」の選択だろう。口から食べられなくなったら、あとは見守ることにするのか、栄養的にはそれで生きていくことができる胃ろうなどの経管栄養や、中心静脈栄養法を行うのか……。さらに心肺停止時の蘇生についても選択を迫られることになる。

ちなみに脳血管障害を繰り返したり、アルツハイマー病が進行した高齢者が、ものを食べられなくなってからの生存期間の調査では、胃ろうでは二年以上、鼻などからチューブで栄養補給（経管栄養）を受けた人では一年一一か月、高カロリーの栄養を送る中心静脈栄養法を受けた人では八か月、腕などの細い静脈から低カロリーの点滴を受けた人は二か月というデータがあり、何もしない場合は三週間といわれる。

　アルツハイマー病では進行して重症化すると、すべての機能が落ちてくる。感情表出が乏しくなって、言葉でのコミュニケーションが困難となり、歩くことも少なくなり、車椅子に座るかベッドで寝ていることが多くなる。トイレも自分ではできなくなる。

　食事には介助が必要となり、飲み込み（嚥下）に時間がかかり誤嚥が多くなるため、食事の調理方法や食事介助に工夫が必要となる。症状がさらに進むと、口の中に食物を含んでも飲み込もうとしなくなる。

　千葉県柏市の訪問歯科医、大石善也さんは、この段階になるとガーゼに本人が好きな食品を包み、糸で縛って誤飲を防止し、味だけを楽しませるようにしているという。たとえば、おせんべいをガーゼで包む、旬の果物をガーゼで包む……。トロミ付きの飲料ではむせても、唾液はそのまま嚥下するので、自分の唾液くらいはときどき「食べるQOL味わい」で楽しませるのも、見送る立場としてはアリかもしれないと——。とてもステキな方法だと思う。

　望さんの父の行雄さん（八五歳）は認知症を発症して八年。からだ中の機能が落ちてきて寝たきりとなった。食事は時間がかかるがなんとか摂れている。味覚や冷たい熱いなどの味覚は残っているらしいが、望さんは「むせがあるのに、長時間かかって食べさせられるのは苦痛ではないか」と思い、食事量が減って痩せていく父を見るのが次第につらくなっている……。

認知症の人の最終段階を見守っていると、介護者は多かれ少なかれ、望さんのような葛藤を抱える。それを支えてくれるのが、訪問診療医、訪問看護師、ケアマネジャー、ヘルパーなどだ。望さんは訪問看護師にこう言われたことがある。

「大変だったら、施設だって病院だっていいんですよ。あなたが満足して看取ったと、悔いのないようにすればいい。サポートは私たちがしますから」

その言葉を聞いて望さんは気持ちが楽になった。寝ていることの多くなった父親には、残された時間はもうあまりないかもしれない。ここまでやってきたのだから、もう少し、今度は気持ちを楽にもって看取りに向かっていこうと考えている。

がんの看取り

この章の冒頭でふれた末期がんで亡くなった女ともだちのひとりは、亡くなる二日前まで自宅にいた。治るはずの乳がんを代替治療で治そうとして、病院に行ったときにはすでに手遅れとなっていた。そして彼女は当時小学校一年生だった子どもの成長を一日でも長く見ていたいと自宅療養を選んだ。介護保険制度の始まる前のことだった。

亡くなる前の三か月間、週に一回ほど彼女の自宅に通い、家族の食事をつくって話をした。在宅医療の存在を知ったのも、そのときが初めてだった。訪問診療医と訪問看護師がやってきて、痛みのコントロールをしていたが、彼女が痛みにのたうちまわっていても、夫は「死期が早まる」と、モルヒネをどうしても使わせようとはしなかった。当時は「モルヒネを使ったら最後」という〝迷信〟がまかり通っていたのだ。**「非がん」の終末期にくらべて、がんの終末期は短い**。末期がんの平均在宅期間は一か月半から三か月といわれるが、彼女の場合は「手のほどこしようがない」と言われてから半年以上持ちこたえた。

私が友人から聞いて自宅を訪ね始めたときには、ふっくらとしていたからだは骨が突き出すほど痩せ衰え、歩行も自力ではできなくなっていた。ただ、息子のために一日でも長く生きたいと食事だけは必死に摂ろうとしていたので、好物を持参したり、食べやすそうな食事をつくって、一口でも余分に食べてもらおうとした。

今回、末期がんの方々のお宅に同行させてもらい、この間の在宅医療の進歩に驚いた。まず、痛みコントロールに使いやすい麻薬（モルヒネなどのオピオイド鎮痛薬）が次々と登場し、薬の副作用などで起こる吐き気、嘔吐、便秘などに対しても、副作用を抑える薬を使ったり、副作用の少ない薬に切り替えることができるようになった。

在宅医療自体も、訪問診療医、訪問看護師、訪問歯科、さらにはリハビリやマッサージ、訪問薬剤師などがチームをつくってサポートする体制ができてきたので、介護者も心強くなった。麻薬などの薬、医療器具の説明や使い方、**これからどんなことが起こりうるのか**、といったことを、日々の訪問の中で説明してくれる医師や看護師もいる。

とはいえ、繰り返しになるが、在宅医療、とくに緩和ケアに関しては地域格差が大きいため、どこでもこうした支援があるとは言い難い。都市部では緩和ケア病棟と在宅医の連携などを含め、在宅医療の充実が進んでいるところが増えてきたが、どこにいても安心して看取りができる状況を介護者も共に考えていく必要がある。

がんのターミナルケアとは？

人生の最終段階の講座などで資料としてよく登場するのが、「終末期のパターン」という図表。認知症の場合は低空飛行の下降カーブがだらだらと長く続いて、死に至る。心不全などの場合はゆるやかな下降カーブにガクリガクリという大きな凹みができ、最期はストンと落ちる。凹みは発作で、発作が起こるたびにカーブは下降し、最期の発作で死に至る、ということになる。

がんの場合はというと、ゆるやかな状態が続いてストンと落ちる。ゆるやかなラインを描く時期の長さはそれぞれで、本人が「家に帰りたい」と病院から自宅に戻ったら、数日で亡くなったということも、がんの最終段階では珍しくない。

がんの最終段階は、三つの時期に分かれるといわれる。最初は治療をあきらめ、ターミナルケアをスタートする時期。次はからだの異常が次々と出てくる時期、そして最終段階になると食事が摂れなくなり、痛みが増すことが多くなる。

最初の段階は死が現実的になるため、本人や家族にとって混乱と不安の大きい時期だ。とくに病状を受け入れることに葛藤する本人には、精神的なケアが必要とされる。終末期ケア中期になると、初期には感じることのなかったからだの異常が出てくる。吐き気、嘔吐、便秘など、薬の副作用に加えて、食欲低下、倦怠感からくる全身の痛み、むくみ、さらに胸水や腹水などの問題も起きてくる。

この時期になると、生活をひとりで送ることがむずかしくなってくるし、本人の気持ちが「生きたい」という思いと「死を受け入れよう」という思いの間で日々揺れ動くので、介護する側の精神的なケアや見守りがさらに必要になる。在宅での看取りを決めても、「やはり病院のほうがいいのだろうか」と家族も動揺するので、**意思の統一が大切な時期**だ。

ターミナルケア後期に入ると倦怠感が強くなり、体力もなくなってベッドから動くのも困難になってくる。食事の量は減り、からだの痛みが強まってきて、ささいな動作でも激痛を引き起こしたりする。薬も口から摂れなくなり、モルヒネなど麻薬系の鎮痛剤を使うことが多くなる。家族ができることもだんだん少なくなっていくが、会話ができなくなったら、話をせずに手を握っているだけでも、本人のこころは安まるという。

この時期になると、家族が点滴などを希望することが多くなる。家族の気持ちが揺れ、容態が急変したときに救急車を呼んだりすることも少なくない。家族の正念場でもある。

これから先はすべての看取りに共通することだが、残された時間が週単位から日単位になると、一日中うとうとすることがさらに増え、意識が混濁してわけのわからないことを言い出したり、せん妄状態を起こして興奮したり、「夢でお迎えが来た」などと言うこともある。また、食事の量も減って飲み込みにくくなり、痰が多くなってゴロゴロと喉から音がしたりする。体温の上昇や低下、血圧の低下、心拍数の増加、呼吸のリズムが不規則になる。

いよいよとなると、声をかけても反応がなくなり、呼吸が非常に不規則になって三〇秒以上呼吸が止まったり、顎を上下する「下顎呼吸」になる。やがて、数度の長い間隔をあけた呼吸に続いて最期の呼吸があり、脈が触れなくなると、いのちの旅立ちとなる。

看取り経験の豊かな東京大田区の訪問診療医、鈴木央《ひろし》さんは、看取りを控えた家族が動転して救急車を呼ばないように「呼吸が一分以上止まったら、私に電話をください」と、家族に伝えている。日ごろの教育の成果で、ほとんどの家族は冷静に呼吸停止の時間まで書きとめているという。

そして、鈴木さんが看取りを終えた家族に伝えるのは「お疲れさまでした。よく頑張りましたね」という言葉だ。

自宅看取りのこころがまえ

「がん」も「非がん」も「老衰」も、看取りのこころがまえ自体にはちがいはない。看護師のみどりさんが、自分の母を八九歳で看取ったときの経験は、自宅での看取りを考えている人にはとても参考になる。

みどりさんの母は散歩中に転倒。腰椎圧迫骨折を起こして、コルセットをしながら自宅療養していた。腰痛はあったもののトイレには自分で歩いて行けていたが、再び転倒。ほとんどベッドで過ごすようになった。食事量も減り、トイレには何とか自力で行くものの、転倒を繰り返す。家族は入院を勧めたが、母は「病院はイヤ、家でお迎えを待つ」と言い張った。

そこでみどりさんは家族会議を開いた。①本当に病院に行かなくていいのか　②病院へ行ったらどうなるのか（→きっと点滴漬けになる。血管が細いので、腕があざだらけになる。しかも、家には帰ってこられなくなるだろう）③これは果たして病気なのか（→老衰なので治療しても治らない）④最期まで自宅は可能か（→可能だろう）といったことを何度も話し合い、「在宅での看取り」を決めた。

そして、①在宅医と訪問看護師を入れる②本当に困ったときに入院できる病院を決めておく――の二点を決め、ナースコールならぬ家族鈴をつくって母に渡し、家族が交代で介護をした。

困ったのは、やはり経過を知らない親戚がやって来て「病院に連れて行かないというのは、どういうつもりだ」「虐待じゃないか」「餓死させるのか」と大騒ぎしたことだった。親戚は何回もやってきて「救急車を呼ぶ」と言いつのり、みどりさんがこれまでの経過や、本人と家族の思い、協力体制をどうつくったかなどを必死で説明しても、なかなかわかってくれなかったという。

そのうちに、母は食事をまったく摂らなくなった。寝ている時間が増え、食事は一日かけて数口。一〇日後には声をかけても目を覚まさなくなって呼吸が不規則になり、家族に見守られ旅立った。その後、エンゼルケアを全員で行った。

苦しかったのは、キーパーソンの重圧。その役目は看護師であるみどりさんが引き受けたが、やはり**家族全員に肯定してもらうことが重要**だと再認識した。母親が亡くなったことは悲しかったが、最後に誰からともなく「よかったね」の言葉が出た。病院では絶対に聞けない言葉だったという。

家族で一緒にエンゼルケアを

「エンゼルケア」というのは、元看護師の小林光恵さんが二〇〇一年に研究会を作り、著書や講演などを通じて広まった、家族と共に行う亡くなった人の身づくろい。病院ではまだまだ看護師だけで行われる傾向が強いが、**自宅では訪問看護師が家族と一緒に行うことが増えてきた。**

義父が亡くなったとき、孝子さんの家族も自宅で看護師と一緒にエンゼルケアをした。自分の父や義母のときは亡くなったのが病院で、病室を追い出されて呼ばれて戻ったら身づくろいが終わっていた。それに淋しい思いを感じたという話をしたら、訪問看護師が「エンゼルケア」のことを教えてくれた。

前夜から危ないと言われ、家族が集まっていたところ、翌朝、義父が静かに旅立った。在宅医と訪問看護師に電話をすると、まもなくやってきた医師が死亡の確認をして死亡診断書を書き、家族へのねぎらいの言葉とともに、義父のさまざまな思い出話を引き出してくれた。それから看護師に声をかけられ、エンゼルケアをスタートした。

まずは、息子である夫が頭の下に紙オムツをしいて「最期の親孝行」でシャンプーをした。手際は悪いが、涙をふりはらうように何度も何度も父親に声をかけながら洗っていた。そのあと、義姉がひげそりを、孫にあたる孝子さんの娘が眉の手入れをした。そして孝子さんも加えた全員でいろんな話をしながら清拭をし、義父のお気に入りだった洋服を着せた。

最初のうちはみんな泣いていたが、義姉が父親に初めて靴を買ってもらったら、サイズが大きくてブカブカだったというような話をきっかけに、笑い声がだんだん増えていった。洋服を着せ終わったときには、大きな仕事が終わったような満足感を孝子さんは感じていた……。

そんなふうに、エンゼルケアに家族がかかわることは、家族が別れの悲しみを癒すグリーフケアになる。女性の場合は愛用していた化粧品で顔を整え、お気に入りの香水をそっと振りかけたりする。祖母をエンゼルケアで見送ったという香さん（二一九歳）は、「大好きだった祖母の香りが今も記憶に残っています」と話してくれた。

救急車を呼ばないで

病院では医師や看護師が看取りの場にいるが、在宅療養では看取りの場には医師も看護師もほとんどいない。だから、自然に見送りたいと家族で決めていても、容態が急変したり、知らない間に亡くなったりしていると、動転した家族や居合わせた親族、ヘルパーなどが救急車を呼んでしまうことがある。施設の場合は「死」にまつわる面倒を避けるため、救急車を呼ぶところがいまだに少なくないと聞く。

本人が生きている間に救急車を呼ぶと、どうなるか。救急隊員はいのちを救うのが仕事なので、通常は全力で救命や蘇生が行われる。この時点で「申し訳ありません。本人は自然な死を望んでいます。蘇生をやめてください」と懇願しても、いったん呼ばれて蘇生を始めた救急隊員はおいそれと引き下がるわけにはいかない。最近では「延命中止」をすることもあるというが、止められないのは制度がかかわっているからだ。

さらに病院に運ばれると、今度は医師によるいのちを助けようとする試みが続く。病院は人のいのちを助けるところなので、簡単にやめるわけにはいかない。これは制度というより、医療に関する認識による。かくて、本人はさまざまな蘇生術を施されたのちに死んでいくか、蘇生が成功して生き延びてしまう。

本人の苦しみを除くためにと「在宅看取り」を決めたのに、電話一本の判断を間違えたために、こうしたことになるケースは少なくない。さらに警察を呼んでしまったりすると、話はもっとややこしくなる。

救急車が到着した時点で亡くなっていたときには、救急隊が警察を呼び、家族は根掘り葉掘り事情聴取されることになる。家族から呼ばれて駆けつけたら、救急車とパトカーが先に到着していて、家の中では検視の真っ最中。家族はしつこく事情聴取をされておろおろしているし、自分が担当していると言っても聞きいれてもらえず無念な思いをした、という訪問診療医もいる。

本人が亡くなっている場合には、訪問診療医などかかりつけの医師を呼べば、その医師が「死亡診断書」を書いてくれるので、わずらわしい事情聴取をされることもない。その意味でも、高齢になったらかかりつけの医師をもつことが大切だ。ふだんから診療を続けている医師ならば、**死後二四時間以上たっていても「死亡診断書」を書くことができる**という「医師法二〇条」があることも覚えておきたい。

おひとりさまでも「最期まで在宅」は可能か

この本の初版とおなじころ、上野千鶴子さんが日本在宅ホスピス協会の会長、小笠原文雄さんと一緒に書いた『上野千鶴子が聞く　小笠原先生、ひとりで家で死ねますか？』（朝日新聞出版）という本が出版された。そこでも「在宅ひとり死」の可能性がおおいに語られていたが、私も上野さんと同じように、在宅ドクターたちに会うたびに「在宅ひとり死」は可能でしょうか、と訊ねてきた。

結論は「可能」。多くの在宅ドクターがおひとりさまを見送っている。東京世田谷区の訪問診療医、遠矢純一郎さんは末期がん患者の緩和ケアを積極的に手がけているが、遠矢さんが看取ったおひとりさまのひとり邦子さん（六五歳）は、病院で子宮がんがわかった時点で末期と告げられ、治療はしないと決めて自宅に戻った。

邦子さんは前倒しで介護保険を申請してケアマネジャーを決め、ヘルパーによる一日三回の食事ケアに加え、訪問看護師と遠矢さんが日替わりで「在宅ケアチーム」に参加することになった。

おひとりさまで身寄りのない邦子さんが、意思が伝えられなくなったらどうなるのか、と在宅ケアチームは心配したが、ケアマネジャーの協力で二四時間の定期巡回・随時訪問サービスも含めて介護保険と在宅医療を駆使し、亡くなるまでの一か月、邦子さんは最期の最期まで自分の意思を通して、緩和ケアをしながら自宅生活を続けた。

朝食づくりにやってきて邦子さんの死を発見したヘルパーが、打ち合わせ通り連絡してきたので、遠矢さんは邦子さん宅を訪れ、最期の別れを告げながら死亡診断書を書いた。邦子さんが「在宅ひとり死」を実現させたのは、「どんなことがあってもかまわない」と、彼女が腹をくくって動揺を見せなかったことと、サービスを増やしながら**二四時間体制で医療と介護を連携させたこと**だった。こうした条件が整わなかったら、「病院への入院を勧めた」と遠矢さんは言う。

家族がいても「おひとりさま」の場合もある。遠矢さんが担当したもうひとりの末期がん患者、京子さん（六七歳）は末期の膵臓がん。病院で抗がん剤治療をしていたが、これ以上の治療は効果がないと言われ、最期を家で過ごすことを希望したことから、在宅療養が始まった。

もともと看護師だった京子さんは、自宅でも緩和ケアができることを知っていた。病院だと周囲に気をつかいながら過ごさなければならないし、個室の費用も高い。やはり家のほうがゆっくりと自分のペースで過ごすことができる。さらに京子さんは自分の状態についても「もうそう長くないだろう」ということを理解していた。

五〇代で夫を亡くしたあと、京子さんはずっとひとり暮らしを続けていた。娘はアメリカ、息子は離れた町で仕事をもっていて、介護をすることができない。ケアマネジャーから依頼された遠矢さんは訪問看護師とともに緩和ケアを開始。ケアマネジャーがへルパーと訪問入浴を手配し、体力の衰えとともに徐々に介護と医療の訪問回数を増やしていった。

いよいよからだが弱ってきたときには、泊まりのヘルパーを入れた。ケアマネジャーが娘と息子に看取りの日が近いことを連絡したので、最期の三日間は息子と娘が枕元に付き添い、京子さんはそのまま静かに旅立った。

「在宅ひとり死」が成功した例を見ると、いくつかの共通項があることがわかる。ひとつは**「自宅で死にたい」という本人の希望と意志の強さ**、二つ目には**二四時間体制で見守ってくれる医療と介護への安心感**だ。できれば友人やボランティアなどによる精神的な支援もあるといい。ある程度のお金も必要だ。

もうひとつ付け加えるのなら、苦しくなったら病院に入ってもいい、というゆるやかなセーフティネットを張っておくと、気持ちが楽になると思う。その場合には「事前指示書」を忘れずに書いておき、誰かに託しておかないと平穏死にはつながらない。

では、私が認知症になったときに「在宅ひとり死」ができるかどうか⁉　これは相当ハードルが高いが、家族でなくともキーパーソンがいて、医療と介護をつないでくれれば不可能なことではないと思う。問題はその「キーパーソン」を誰に託せるか、ということだ。

最期の味方はホームホスピス？

おひとりさまでも安心して「在宅ひとり死」ができる場所として、「ホームホスピス」がある。そのさきがけとなったのが、二〇〇四年に宮崎県で市原美穂さんが立ち上げた「ホームホスピス宮崎　かあさんの家」。ここでは末期がんの人を含むひとり暮らしがむずかしくなった人たちが、改修した民家の各部屋に住んで共同生活を営んでいる。「かあさんの家」から始まった「全国ホームホスピス協会」の会員・準会員は、いまや全国で約五〇ホームにまで増えた。

市原さんが「かあさんの家」をつくった経過は著書『ホームホスピス「かあさんの家」のつくり方――ひとり暮らしから、とも暮らしへ――』（木星舎）に詳しいが、老い、病い、死を生活の場に取り戻し、コミュニティの中で穏やかに抱えることができれば、社会はもっと豊かになる、というのが市原さんの提言だ。

「かあさんの家」では五～六人の介護士と看護師が二四時間常駐している。医療は外付け、つまり訪問診療となる。施設ではなく〝介護つき下宿〟といったおもむきで、利用できるのは、介護者がいてもいなくても在宅介護が困難な人。がんに限らず「病院では死にたくない」という願いをもつ人を援助し、自宅に近い環境で家族も一緒に本人を支え、看取りまで行う。しかも、元気なうちはデイサービスやデイケアにも通える、まさに「もうひとつの自宅」だ。一軒の入居者は五〜六人で、利用費は家賃＋水道光熱費＋食費＋生活支援費一五万〜一七万円に、介護保険一部負担金などが加わる。

この「かあさんの家」に刺激され、介護事業を行うNPOや訪問介護ステーションなどによる、民家を利用したホームホスピスが全国各地で増えてきた。東京でも、全国的には珍しいマンション活用型の「ホームホスピス武蔵野　楪《ゆずりは》」（小平市）、訪問看護ステーションに併設された「ホームホスピス　てんき」（世田谷区）と葛飾区の「ホームホスピスはーとの家　金町」、民家活用型の「ホームホスピス里の家」（中野区）の四つがある。料金は二五万〜三〇万円弱。ホームによっては入居金や預り金も必要だ。

さらに**自宅での「ホスピスケア」を支援する取り組み**としては、『病院で死ぬということ』（主婦の友社）を書いた医師の山崎章郎さんが、二〇〇五年に東京小平市に建設した「ケアタウン小平」がある。山崎さんが提言するのは、施設ホスピスで学んだケアの大切な部分を、地域社会の中でがんの人たちに限らず提供していこうというものだ。

「ケアタウン小平」は、「医療から子育てまで」をテーマにした三階建ての建物。一階には山崎さん自身の二四時間対応の在宅緩和ケア充実診療所「ケアタウン小平クリニック」、訪問看護ステーション、一般のデイでは受け入れない医療的なニーズが高い人を主な利用者にしたデイサービス、居宅介護支援事業所、訪問介護の事務所ヘルパーステーションがあり、子育て支援サロンとボランティア活動の拠点も併設されている。

ここで行われているのは、在宅療養をする人に訪問診療と訪問看護・介護を届けながら、医療ニーズが高くても過ごすことができるデイを提供する、というシステムだ。ちなみに、前出の「ホームホスピス武蔵野　楪」を立ち上げた嶋崎淑子さんは、ここで長年、ボランティアをしていた。二階と三階には、ひとり暮らしの人を対象としたアパート「いつぷく荘」があり、病気があっても訪問診療、訪問看護、訪問介護の支えで、自分らしく暮らしていきたいというおひとりさまが住んでいる。

介護力のない家庭や、とくにおひとりさまにとっては、介護と医療で地域での暮らしを最期までしっかり支える、こうしたゆるやかな「ホームホスピス」などの暮らしの場があれば、終末期の大きな安心につながっていくだろう。

福岡県行橋市には在宅医療を行ってきた医師の矢津剛さんが立ち上げた「ひと息の村」があり、障害児から病気をもつ高齢者までの在宅生活を支援する。一階には訪問看護ステーション、ヘルパーステーション、居宅介護支援事業所、二階には共生型のデイサービス、三階の地域スペースでは緩和カフェが週一回、開かれている。

また、地域とのつながりの中で在宅緩和ケアを含めた外来と訪問診療をしていこうと、宮城県大崎市で三浦正悦医師が開業した「心の郷・穂波の郷クリニック」では、二四時間訪問診療を行う在宅緩和ケア支援センターが併設され、緩和ケアコーディネーターが、患者の在宅生活を支援している。

クリニックの隣には三角屋根のかわいらしい洋館「コミュニティケアハウスはるか未来館」。ここでは在宅療養をする人や外来患者が地域のボランティアと一緒に行う、食事づくりや体操などの生活リハビリや、子育てママが情報交換や交流を深めながら在宅患者の訪問活動もするクラブ、八〇歳以上のボランティアが緩和ケアチームの一員として訪問同行しボランティアをするクラブ、ケアの現場や学校に出向いて演劇や朗読を披露する劇団まで、在宅を支援する住民活動のセンターとなっている。

「住み慣れた地域で最後まで」を実現するには、こうした「地域づくり」の視点がますます必要になってくるだろう。

◉一般社団法人全国ホームホスピス協会　https://www.homehospice-jp.org/

◉ケアタウン小平　東京都小平市御幸町一三一－五　〇四二－三二一－五九八五
http://caretownkodaira.net/npo/

◉ひと息の村　福岡県行橋市行事七丁目二五－三

http://www.yazz-clinic.jp/zaitaku-hitoikinomura

◉心の郷・穂波の郷クリニック　宮城県大崎市古川穂波六—三〇—一二
https://cocoronosato.net/

事前指示を忘れずに

緩和治療の専門家で終末医療を専門とする医師、大津秀一さんに『死ぬときに後悔すること25』（致知出版社）という本がある。これは病院と在宅で看取った一〇〇〇人に聞いた「やり残したこと」を集約したもので、「まっさきに後悔すること」として、①健康を大切にしなかったこと　②遺産をどうするか決めなかったこと　③夢をかなえることに全力を尽くせなかったこと　④故郷に帰らなかったこと——が挙げられている。

「自分の死と向き合ったからこそ後悔すること」としては、①死を不幸だと思ってしまったこと　②神仏の教えを知らなかったこと　③生前の意思を示さなかったこと　④最後の時間を大切に過ごさなかったこと　⑤自分の生きた証を残さなかったこと。「最後に後悔すること」としては、「愛する人にありがとうを伝えなかったこと」が……。

人生にはさまざまな「やり残し」への思いがある。「もう少し努力していれば」と思っても、ままならないものもあるが、努力すればできるのが「遺言を書くこと」と「生前の意思を残すこと」、そして、付け加えるならば、「ありがとう」を言うことだ。

遺言に関しては、さまざまな本があるので、ここでは自分自身が望む人生の最終段階の医療・ケアについて、前もって考え、医療・ケアチームや家族と繰り返し話し合って共有する「アドバンス・ケア・プランニング（ＡＣＰ）」を取り上げておきたい。

アメリカでは一九九一年に「患者自己決定法」が制定され、事前指示書が法的な拘束力をもっている。日本では法的効力はないが、人生の最終段階の医療についてのガイドラインが二〇一八年に改訂され、患者自身が書いた「事前指示書」を尊重する医師や病院が増え、高齢者施設が事前指示の希望を聞くことも増えてきた。

人生の最終段階では約七割の人が、医療やケアを自分で決めたり、望みを人に伝えたりすることができなくなるとされる。その時期に備え、自分は「こうしてほしい」という希望をあらかじめ書いておくのが「事前指示書」だ。英語にするならＡＤ（アドバンス・ディレクティブ）といったらいいだろうか。これに対して、ＡＣＰ（アドバンス・ケア・プランニング）は、「今後の医療や療養場所の希望を、患者・家族と医療従事者があらかじめ話し合い、共有する自発的なプロセス」を意味するとされる。ここでは「医療従事者が舵取りをする必要がある」という考え方が加わっているため、ＡＣＰに関しては「医者主導だ」という批判もある。

厚労省は普及をしようと二〇一八年に愛称を公募し「人生会議」と名づけ、「いいみとり」の語呂から一一月三〇日を「人生会議」の日にするなど、普及につとめてきた。お笑い芸人を起用したポスターがネットで炎上し、公開が一日で中止されるという一幕もあった。

しかし、その後、名称を決める審査員のひとりでもあった訪問診療医の紅谷浩之さんが、「死に方を決めなくてもいいから、いっぱい話をしよう」というメッセージをこめた自作のポスターをSNSで公開した。それをきっかけに「#勝手に人生会議ポスター」づくりが広がったことで、人生の最終段階への関心が深まるという展開になった。

人間は迷う。揺れるのが当たり前だ。しかし、そこで大切なのは、何度でも家族や医療者と一緒になって話し合っていくことだろう。医師が治療方針などを決めるのではなく、自分がどうしたいのかを、医療関係者の助言を聞きながら、繰り返し話し合うこと。それが本来のACPの考え方ではないだろうか。

事前指示は具体的に

では、自分の意思は具体的にどう伝えたらいいのだろうか。早くから「リビングウィル」を「終末期の医療やケアについての意志表明」と訳して発信していた大野竜三さんは、ウェブサイトでも「終末期の医療・ケアについての意思表明書」の例文を掲載している。「私が、高齢となり意識を失うような状態におちいったり、あるいは、たとえ呼びかけには応じても意識は朦朧としている状態になったり、あるいは、意識はあっても自分の意思を伝えることができない状態となり、自分で身の回りのことができなくなり、自分で飲むことも食べることもできなくなったときには、以下のようにしてください」とスタートする例文のひとつは、こう続いていく。

「私が自分の力では水も飲めず、食べ物も食べられなくなったら、無理に飲ませたり、食べさせたり、点滴や栄養補給をしないでください」

「ましてや、鼻管を入れたり、胃瘻を作ったりは、絶対しないでください」

「私が自分の力で呼吸ができなくなっても、人工呼吸器をつけないでください」

「万一、人工呼吸器がつけられている場合でも、一旦、電源を切っていただき、私の自発呼吸が戻らなかったら、人工呼吸器を取り外してください」

そして最後をこう結んでいる。

「私の命を長らえるために努力をしてくださっている、お医者さん、看護師さんや医療・介護スタッフの方達には、心から感謝しています。努力してくださっている方たちには、たいへん申し訳ありませんが、どうか、私の意思を尊重してください」

そして本人の署名捺印と、家族の署名があり、「以上の意思表明書に変わりはないことを認めます」として、年齢を追って自筆でサインする欄も設けられている。

大野さんはこれをコピーして、自分らしい意思表明書をパソコンで作成し、プリントアウトして署名捺印してほしい、と言っているが、リビングウィルや事前指示書は、この例文のように**具体的に書くことが大切**だ。

延命措置には、心臓が止まった場合の心肺蘇生術、人工呼吸器での延命措置、経管栄養、胃ろうの造設、緩和治療を受けるかどうか、最期の場所はどこにしたいのか……。

心臓が止まったり呼吸ができなくなったときの医療行為には、①心臓マッサージ ②気管挿入 ③人工呼吸があり、食事ができなくなったときの医療行為には、①経腸栄養法（経鼻経管栄養、胃ろう栄養法など） ②中心静脈栄養法 ③末梢静脈栄養法 ④持続皮下点滴がある。それらを受けるかどうかの指示を具体的に考えておくといい。

高齢者の終末期の意思決定を支援する「高齢者ケアと人工栄養を考える―本人・家族のための意思決定プロセスノート」では、食べられなくなったときの選択のプロセスを、本人と家族が医師などの助言を得ながら考えていくことができるようにつくられている。書籍にもなっているこのノートはウェブサイトからダウンロードできるので、意思決定のためのガイドとして利用するといいと思う。また、ＡＣＰについては厚労省が神戸大学に委託して作成した啓発パンフレット「これからの治療・ケアに関する話し合い（アドバンス・ケア・プランニング）」があるが、これもダウンロードできる。

「事前指示」には、認知症などで「判断する能力がなくなったとき」の指示も付け加えておくことをお勧めする。住まいの選択に加えて、任意後見の契約人や、自分に代わって判断をしてほしい人の名前を、事前の話し合いをしてから書いておくといいだろう。

◉リビングウィルの例文が掲載された大野竜三さんのウェブサイト
http://square.umin.ac.jp/~liv-will/
◉「本人・家族の選択のために高齢者ケアと人工栄養を考える」
http://zaitakuiryo-yuumizaidan.com/data/file/data3_20110831040713.pdf
◉「これからの治療・ケアに関する話し合い（アドバンス・ケア・プランニング）」
https://www.mhlw.go.jp/file/05-Shingikai-10801000-Iseikyoku-Soumuka/0000189051.pdf　厚労省の委託で神戸大学が作成した啓発パンフレット

第1版　あとがき

「おひとりさま」をテーマに三冊の本を書く中で、老齢期の医療のことが気になっていた。自分より年齢がひとまわり以上年上の人を介護して初めてわかったことだが、老齢期の医療は若いときとは大きく異なっている。

若いころは病気にかかったらそれぞれの病気の専門科に行き、治療を受ければそれですんでいた。慢性疾患をもっていたり、がんにでもならない限り、病気は短期間だけ場所を変えて点滅する赤ランプのようなものだった。

だが、老齢期になると、そうした縦割り構造では病気を語れなくなってくる。病気はドミノ倒しのようにやってくるし、「同時多発」も珍しくない。しかも、病気は認知症のように慢性的なものが多い。点ではなく面である。

在宅で介護を受ける人の多くは、こうした医療的な問題を抱えている。私が介護する人も例外ではない。では、どうやってこの医療の問題と介護をつないでいったらいいのか……。そんな悩みの中で出会ったのが、在宅診療を行う医師や看護師と、介護と医療を「連携」させようとがんばる介護職の人たちだった。

その人たちの協力を得て、地域のケアを「市民目線」で考えようと、「在宅ケア」に関するシンポジウムや講座を続けてきた。医療や介護の問題や課題に当事者となる市民自身が関わっていかないと、地域ケアは変わっていかないからだ。

折しも、医療と介護報酬のダブル改正を機に、高齢者ケア対策が「二〇二五年」に向かって大きく変わろうとしている時期。多くの人が情報を求めているだろうし、私自身が頭の中をきちんと整理する意味でも、本を書くにはちょうどいい機会だと思った。

しかし……とんでもないことを始めてしまったと、途中で何度も後悔した。医療の専門家でもない私にとって、医療はあまりにも手ごわかったからだ。医療制度、病院の仕組み、診療報酬、治療法……。次から次へと出てくる疑問の迷路にはまりこみ、身動きできなくなったこともたびたびだった。

それを助けてくれたのが、今回、取材や同行をお願いした医師と看護師、介護の専門職の方々、介護家族とその家族を支援する家族会の人たち、そしてメーリングリストやフェイスブックを通じてつながった在宅ドクターたちである。

おかげで、とにもかくにも本書を書き上げることができた。「当事者目線でわかりやすく」が私のモットーだが、今回ばかりはそのわかりやすさが意図どおりになったかどうか……。そこで、本書の内容をクリアにするために、おひとりさまでも「最期まで在宅」を可能にするための条件を、ここで挙げてみた。

おひとりさまでも「最期まで在宅」10か条

①健康法の共通項は「適度な運動」「バランスのいい食生活」「脳の活性化」「いい睡眠」
②介護予防は、動脈硬化と骨折予防
③よい介護につながる、よいかかりつけ医選び
④介護に備えて学んでおこう、介護保険制度
⑤「退院難民」「介護難民」にならないために、知っておきたい在宅ケア支援
⑥「在宅医療」を上手に使って医療と介護の連携を
⑦支援制度や減免制度を駆使して、お金の負担を軽く
⑧認知症にそなえて、成年後見制度の理解
⑨自分らしい旅立ちを決める遺言とリビング・ウィル（事前指示）
⑩おひとりさまでも「最期まで在宅」の決め手は、「自分力」と「人もち力」

今回もまた、たくさんの方のお世話になった。文中にご登場くださった在宅医、訪問看護師をはじめとする「在宅医療」を支える方々のほか、ケアマネジャー、介護専門職、家族会の主宰者、介護家族など、ここには書ききれないほど多くの方の協力を得た。

本書では取り上げることができなかったが、元ホームレスの男性たちが暮らす、「荘」

と呼ばれる山谷にあるNPO経営のアパートへの診療同行をお願いしたあやめ診療所（台東区）の伊藤憲祐さんと、情報共有ツール、サイボーズを使って介護職との連携を進める睦町クリニック（横浜）の朝比奈完さんには、貴重な体験とお話をいただいた。

また、本書をチェックしてくださった医師の坂口志朗さん、全国の在宅医療現場からの情報と討論を読ませていただいたメーリングリスト「在宅ケアネット鹿児島ML（CNK-ML）」を主宰する医療法人ナカノ会理事長の中野一司さんと、メーリングリストや個人メールを通じて情報をくださった方々にもお礼を申し上げたい。

そして、本書のために貴重なアンケートと書き込みを寄せてくださった方々に、心から感謝したい。皆さんのご協力がなければ、この本はできなかった。アンケートは、また形を変えて利用させていただければ、と思っている。最後に、編集を担当してくださった築地書館の皆さん、装丁の吉野愛さん、装画を描いていただいた近藤祥子さん、ありがとうございました。

自分らしい、平穏な最期が迎えられる社会になることを願って。

二〇一三年二月

中澤まゆみ

1. 介護

■介護サービスとその費用

居宅介護サービスでは、要介護度ごとに1か月に利用できる上限額が決められている。利用限度額の範囲内でサービスを利用したときは、1割～3割の自己負担。利用限度額を超えて利用したときは、超えた分が全額自己負担となる。施設サービスには上限額はない。金額については地域によって違うが、ここでは1単位10円で換算している。

要介護状態区分	利用限度額（10割）	利用限度額とは別枠のサービス
要支援1 要支援2	50,320円 105,310円	・特定福祉用具購入 …1年間10万円まで ・居宅介護住宅改修 …………20万円まで
要介護1 要介護2	167,650円 197,050円	
要介護3	270,480円	・居宅療養管理指導（1割負担の場合） 医師／歯科医師／薬局の薬剤師 ……503円／月2回（薬剤師は月4回）まで 医療機関の薬剤師 …553円／月2回まで 管理栄養士 ………533円／月2回まで 歯科衛生士 ………352円／月4回まで
要介護4	309,380円	
要介護5	362,170円	

■居宅介護サービス

サービスの類型	サービスの内容と自己負担のめやす
居宅介護支援	ケアマネジャー（介護支援専門員）がケアプランを作成するほか、利用者が安心して介護サービスを利用できるよう支援する。ケアプランの作成及び相談は全額介護保険でまかなわれ、自己負担はない。介護予防の場合は地域包括センターのケアマネジャーが担当する。
介護予防訪問介護	ホームヘルパーが訪問し、利用者が自分でできることが増えるように食事などの支援を行う。 要支援1・要支援2の自己負担（1割）のめやす（1か月） 週1回程度の利用：1,234円 週2回程度の利用：2,468円
訪問介護（ホームヘルプサービス）	ヘルパーが訪問、身体介護や生活援助を行う。〈身体介護中心〉 ●食事、入浴、排せつ介助　●通院の付き添い　など 〈生活援助中心〉 ●住居の掃除、洗濯、買い物　●食事の準備、調理など 自己負担（1割）のめやす： 【30分～1時間未満の場合】 身体介護中心 395円　生活援助中心 224円（45分以上） ※早朝、夜間、深夜などの加算がある。
介護予防訪問入浴介護 訪問入浴介護	●移動入浴車などで訪問、利用者のできる範囲での入浴を手伝う。 自己負担（1割）のめやす：1回　849円 ●移動入浴車などで訪問し、入浴の介助を行う。 自己負担（1割）のめやす：身体介護中心（1回）1,256円
介護予防訪問リハビリテーション	専門家が訪問し、利用者が自分で行える体操やリハビリなどを指導する。 自己負担（1割）のめやす：1回　292円

訪問リハビリテーション	機能回復訓練の専門家が訪問し、リハビリを行う。 自己負担（1 割）のめやす：1 回　302 円
居宅療養管理指導	医師、歯科医師、薬剤師、歯科衛生士などが訪問し、薬の飲み方、食事など療養上の管理・指導をする。 自己負担（1 割）1 人の場合 歯科・歯科医師の場合（月 2 回まで）509 円 医療機関の薬剤師の場合（月 2 回まで）560 円 薬局の薬剤師の場合（月 4 回まで）509 円 歯科衛生士の場合（月 4 回まで）356 円 管理栄養士の場合（月 2 回まで）539 円
介護予防訪問看護	看護師などが訪問し、介護予防を目的とした療養上の世話や必要な診療の補助などを行う。 自己負担（1 割） 病院・診療所から　30 分～1 時間未満 567 円 訪問看護ステーションから　30 分～1 時間未満 814 円
訪問看護	看護師などが訪問し、健康状態の観察、床ずれの手当てや点滴の管理などを行う。 自己負担（1 割） 病院・診療所から　30 分～1 時間未満 571 円 訪問看護ステーションから　30 分～1 時間未満 819 円 ※早朝、夜間、深夜などの加算がある。
介護予防通所介護	デイサービスセンターで、食事・入浴などの介護予防サービスや機能訓練が日帰りで受けられる。 ●運動機能向上 ●口腔機能向上 ●栄養改善　などのメニューを選べる。 自己負担（1 割）のめやす（1 か月） 要支援 1：1,721 円 要支援 2：3,634 円

	注意：利用するメニューによって別に費用が加算される。 （運動器機能向上 225 円／月、口腔機能向上 100 円／月、栄養改善 100 円／月）
通所介護（デイサービス）	デイサービスセンターで、食事・入浴などの介護サービスや機能訓練が日帰りで受けられる。 ●運動機能向上　●口腔機能向上　●栄養改善　などのメニューを選べる。 自己負担（1 割）のめやす（食費等は含まれない） 【通常規模型の施設／6 時間以上 7 時間未満の場合】 要介護 1～要介護 5　555 円～956 円 ※利用するメニューによって別に費用が加算される。 （生活器機能向上 200 円／日、口腔機能向上 150 円／1 回、栄養改善 150 円／1 回）
介護予防通所リハビリテーション	介護老人保健施設や病院・診療所で、日帰りの機能訓練などが受けられる。 ●運動機能向上　●口腔機能向上　●栄養改善などのメニューを選べる 自己負担（1 割）のめやす（1 か月） 要支援 1：1,721 円 要支援 2：3,634 円 ※利用するメニューによって別に費用が加算される。 （運動器機能向上 225 円／月、口腔機能向上 150 円／月、栄養改善 150 円／月）
通所リハビリテーション（デイケア）	介護老人保健施設や病院・診療所で、日帰りの機能訓練などが受けられる。 ●口腔機能向上 ●栄養改善などのメニューを選べる 自己負担（1 割）のめやす（食費は含まれない） 【通常規模型の施設／6～7 時間未満の場合】 要介護 1～要介護 5　670 円～1,231 円 ※利用するメニューによって別に費用が加算される。 （口腔機能向上 100 円／1 回、栄養改善 150 円／1 回）

<table>
<tr><td>介護予防認知症対応型共同生活介護（グループホーム）</td><td>認知症の高齢者が共同で生活できる場所（住居）で、食事、入浴などの介護や支援、機能訓練が受けられる。
※要支援２の人のみ利用できる。</td></tr>
<tr><td>認知症対応型共同生活介護（グループホーム）</td><td>認知症の高齢者が共同で生活できる場所（住居）で、食事、入浴などの介護や支援、機能訓練が受けられる。
※要介護１以上の人が対象</td></tr>
<tr><td>短期入所生活介護（ショートステイ）</td><td>介護老人福祉施設などに短期間入所して、食事、入浴などの介護や機能訓練が受けられる。
自己負担（1割）のめやす（1日）（食費、滞在費等は含まれない）
<table>
<tr><th>要介護度</th><th>従来型個室</th><th>多床室</th><th>ユニット型個室
ユニット型準個室</th></tr>
<tr><td>要支援１・2</td><td>584円～
725円程度</td><td>621円～
777円程度</td><td>651円～
809円程度</td></tr>
<tr><td>要介護1～
要介護5</td><td>781円～
1,126円程度</td><td>858円～
1,204円程度</td><td>943円～
1,288円程度</td></tr>
</table>
※費用は施設の種類やサービスによって異なる。</td></tr>
<tr><td>短期入所療養介護（医療型ショートステイ）</td><td>病院などに短期間入所して、食事、入浴などの介護や機能訓練が受けられる。
●自己負担（1割）のめやす（1日）（食費、滞在費等は含まれていない）
<table>
<tr><th></th><th colspan="2">従来型個室</th><th>多床室</th></tr>
<tr><th>要介護度</th><th>従来型</th><th>療養機能強化型</th><th>従来型</th></tr>
<tr><td>要支援
1・2</td><td>494円～
619円程度</td><td>509円～
634円程度</td><td>552円～
698円程度</td></tr>
<tr><td>要介護1～
要介護5</td><td>638円～
1,080円程度</td><td>653円～
1,106円程度</td><td>743円～
1,185円程度</td></tr>
</table>
※費用は施設の種類やサービスに応じて異なる。
※連続した利用が30日を超えた場合、31日目からは全額自己負担に。</td></tr>
</table>

福祉用具貸与	次の12種類が貸し出しの対象となる。 ①車いす　②車いす付属品　③特殊寝台　④特殊寝台付属品　⑤床ずれ防止用具　⑥体位変換器　⑦認知症老人徘徊感知機器　⑧移動用リフト（つり具の部分を除く）　⑨手すり　⑩スロープ　⑪歩行器　⑫歩行補助つえ ※月々の利用限度額の範囲内で、実際にかかった費用の1割を自己負担。（用具の種類、事業者によって貸し出し料は異なる） ※要支援1・2、要介護1の人は、原則9〜12の品目のみ利用できる。
特定福祉用具購入	支給の対象は、次の5種類。 ①腰掛便座　②特殊尿器　③入浴補助用具　④簡易浴槽 ⑤移動用リフトのつり具の部分 年間10万円までが限度で、その1割が自己負担。（毎年4月1日から1年間） ※対象は指定事業者から購入した物のみ。
居宅介護住宅改修費	生活環境を整えるための小規模な住宅改修に対して、要介護区分に関係なく上限20万円まで住宅改修費が支給される。（自己負担1割） ①手すりの取り付け　②段差の解消　③滑り防止・移動円滑化のための床材・通路面の変更　④引き戸等への扉の取り替え　⑤洋式便器等への便器の取り替え ⑥1〜5にともなって必要となる工事 ※工事の前に保険給付の対象となるかなどを、ケアマネジャーか市区町村介護保険担当に相談する。 ※事前に申請が必要。詳しくは、ケアマネジャーか介護保険担当課に。
特定施設入居者生活介護	有料老人ホームなどで食事、入浴などの介護や機能訓練が受けられる。 自己負担（1割）のめやす（1日）（食費、居住費等は含まれない） 要支援1〜要支援2　　425円〜638円 要介護1〜要介護5　　536円〜804円 ※費用は施設の種類やサービスに応じて異なる。

■施設介護サービス

介護保険で在宅生活の困難な人を支援するのが、「介護三施設」と呼ばれる介護老人福祉施設（特別養護老人ホーム＝特養）、介護老人保健施設（老健）、介護療養型医療施設。入居資格は要介護1以上だったが、特養は2015年から原則として要介護3以上となった。同時に三施設では、所得が少なくても預貯金が単身で1000万円以上、夫婦で2000万円以上ある場合、「補足給付」の適用がなくなった。さらに合計所得が160万円以上、または、収入が年金だけなら単身で年収が280万円（2人以上346万円）以上の人は、介護保険の負担率が2割になったため、決して「安い」施設とは言えなくなっている。

	介護保険3施設のサービスの内容と自己負担のめやす
介護老人福祉施設（特別養護老人ホーム＝特養）	つねに介護が必要で、自宅では介護できない人が対象。終の棲家となりうる。1か月の自己負担1割の場合のめやす　**8万〜13万円** 【内訳】●介護保険の1割負担分　2.6万〜3.6万円 ●居住費　1万〜6万円（※厚生労働省の基準費用額） ●食費　4.2万円（※厚生労働省の基準費用額）
介護老人保健施設（老健）	病状が安定し、リハビリに重点を置いた介護が必要な人が対象。病院と自宅の中間施設。1か月の自己負担1割の場合のめやす　**9万〜15万円** 【内訳】●介護保険の1割負担分　1.6万〜3.6万円 ●居住費　1万〜6万円（※厚生労働省の基準費用額） ●食費　4.2万円（※厚生労働省の基準費用額） ●加算諸経費　1万〜2万円
介護療養型医療施設	病状は安定しているものの、長期間にわたり療養が必要な人が対象。1か月の自己負担1割の場合のめやす　**11万〜18万円** 【内訳】●介護保険の1割負担分　1.6万〜3.6万円 ●居住費　1万〜6万円（※厚生労働省の基準費用額） ●食費　4.2万円（※厚生労働省の基準費用額） ●加算諸経費　2万〜3万円

■新しい総合事業（介護予防・日常支援総合事業）

「要支援1・2」の訪問介護と通所介護は、全国一律の介護保険制度のサービスから、市区町村独自の「介護予防・日常支援総合事業（新しい総合事業）」に移行した。自治体によるサービス格差と要介護1・2までの「軽度者」移行が懸念されている。

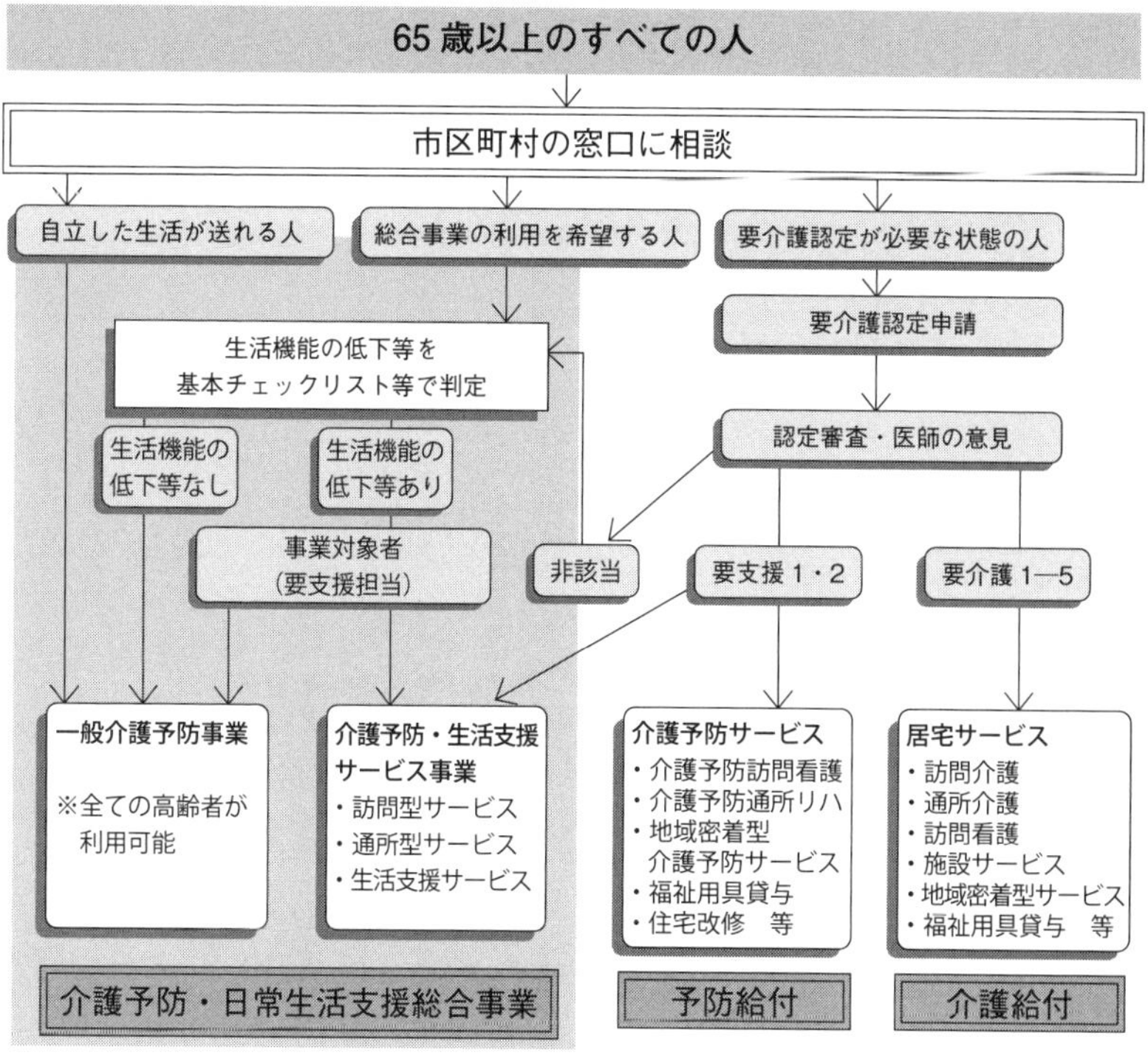

■介護保険外のサービス

「介護保険を限度額いっぱい利用しても、サービスが足りない」「認定の結果、非該当になった」などの人を対象に、地域では独自にサービスを提供している。地域によってサービスが異なるので、料金など詳細はもよりの地域包括支援センターまたは、役所まで問い合わせを。介護予防事業として提供されているものも含まれる。

サービスの種類	サービス内容
ヘルパー派遣	介護保険に該当しない高齢者を対象に、ヘルパー等を派遣し生活援助を行う。
介護予防デイ	介護保険に該当しない高齢者を対象に、機能訓練や介護予防サービスを行う。
ショートステイ	ひとり暮らしや家族の都合で一時的に在宅が困難になった高齢者を対象に、施設で短期宿泊による体調管理を行う。
介護用品支給	各自治体で規定した条件に該当する高齢者に、紙オムツなどの介護用品や福祉用具の支給や費用助成を行う。
生活支援	日常生活に注意が必要な高齢者を対象に、生活用品や防災用品の貸与・給付を行う。また、ごみを自宅まで収集に行くなどのサービスをする。
寝具洗濯等	ひとり暮らしや寝たきりの高齢者を対象に、寝具の丸洗い・乾燥等を行う。
配食・食事提供	ひとり暮らしや寝たきりの高齢者で、日常の食事の支度が困難な人を対象に、食事の配達や食事会を行う。
訪問理美容	外出が困難な高齢者を対象に、理・美容師が訪問し、理髪や簡単な化粧などの美容サービスを行う。
鍼灸マッサージ	高齢者の健康維持を目的に、鍼・灸・マッサージ師の施術費助成などを行う。

外出支援	介護タクシーの助成や、公共交通機関利用券交付などを行う。
健康管理	寝たきりや認知症などに自力で外出が困難な高齢者を対象に、医師や歯科医師が訪問し健康診断や診療を行う。予防接種や検診を行うこともある。
住宅関連	バリアフリーや住宅改修や、地震対策（家具転倒防止金具の設置等）、住み替えの費用助成などを行う。
控除・資金援助	長寿の祝い金支給や、高額医療費の助成、市県民税・所得税などの控除を行う。
家族介護支援	在宅介護をしている家族を対象に交流会等を行う。また、慰労や支援金給付などを行う。
緊急通報	ひとり暮らしや高齢者のみの世帯で、慢性疾患で常時注意が必要な人に緊急通報装置を支給する。連絡カードを共有し緊急時に備える。
見守りサービス	ひとり暮らしや寝たきりの高齢者を対象に、相談員やボランティアが定期訪問したり、電話を貸与し定期的に電話をかけたりする。
徘徊諧見守り	徘徊行動のある認知症高齢者を対象に、見守りシステムの利用料助成などを行う。
その他	成年後見制度、権利擁護、総合相談窓口　など

■介護にも「高額介護サービス費」がある

介護保険サービスの１割の自己負担が高額になったとき

介護保険サービスの自己負担は1～3割だが、一定金額（上限額）を超えたときは、超えた分が払い戻され、負担が軽くなる。同じ世帯で介護保険サービスを受けている人がいる場合は、世帯の合計額で計算する。

※所得区分によって上限額は異なる。

区分		世帯の限度額	個人の限度額
現役並み所得者がいる世帯		44,400円	44,400円
住民税課税世帯の人		44,400円	44,400円
世帯全員が住民税非課税	合計所得金額と課税年金額の合計が80万円を超える人	24,600円	24,600円
	合計所得金額と課税年金額の合計が80万円以下の人	24,600円	15,000円
	老年福祉年金受給者	24,600円	15,000円
生活保護の受給者		15,000円	15,000円

※居住費・食費・日常生活費などは含まれない。

※市区町村で「高額サービス費申請書」の提出が必要。2度目以降は申請の必要がなくなる。

2. 医療

■医療費軽減のために利用できる制度

Ⅰ【高額療養費制度】

「高額療養費制度」とは、医療機関や薬局の窓口で払った額（食費や差額ベッド代等は含まない）が、1か月で一定額を超えた場合、その超えた額を支給する制度。負担の上限額は、年齢と所得によって変わってくる。

69歳以下の場合の「高額療養費」の上限額（1か月）

所得区分	自己負担限度額
年収1,160万円～ （月収83万円以上の人）	252,600円＋（医療費－842,000円）×1%
年収770～1,160万円 （月収53万～79万円の人）	167,400円＋（医療費－558,000円）×1%
年収370～770万円 （月収8万～50万円の人）	80,100円＋（医療費－267,000円）×1%
年収370万円以下 （月収26万円以下の人）	57,600円
住民税非課税者	35,400円

70歳以上の場合の「高額療養費」の上限枠（1か月）

<table>
<tr><th colspan="2" rowspan="2">適用区分</th><th colspan="2"></th></tr>
<tr><th>外来
（個人ごと）</th><th>ひと月の上限額
（世帯ごと）</th></tr>
<tr><td rowspan="3">現役並み</td><td>年収約1,160万円～</td><td colspan="2">252,600円＋（医療費－842,000）×1%
〈多数回140,100円〉</td></tr>
<tr><td>年収約770万～1,160万円</td><td colspan="2">167,400円＋（医療費－558,000）×1%
〈多数回93,000円〉</td></tr>
<tr><td>年収約370万～770万円</td><td colspan="2">80,100円＋（医療費－267,000）×1%
〈多数回44,400円〉</td></tr>
<tr><td>一般</td><td>年収約156万～370万円</td><td>18,000円
（年14万4,000円）</td><td>57,600円
〈多数回44,400円〉</td></tr>
<tr><td rowspan="2">低所得者</td><td>Ⅱ　住民税非課税世帯</td><td rowspan="2">8,000円</td><td>24,600円</td></tr>
<tr><td>Ⅰ　住民税非課税世帯
（年金収入80万円以下など）</td><td>15,000円</td></tr>
</table>

●高額療養費を支給申請するには

75歳未満では加入している公的医療保険に、高額療養費の支給申請書を提出、または郵送する。病院などの領収書の添付も求められることがある。どの医療保険に加入しているかは、保険証で確認できる。支給までには3か月程度かかる。

75歳で後期高齢者医療制度を使うようになると、広域連合から「高額療養費の支給申請のお知らせ」が届くので、市区町村の担当窓口に申請する。申請は初回のみ必要で、その後に支給される分についてはあらためて申請する必要はない。以後は、負担額の上限を超えた場合、診療を受けた月から通常4か月後に指定の口座に振り込まれる。

高額医療費の支給を受ける権利は、診療を受けた月の翌月の初日から2年間で消滅するが、この2年間以内であれば、過去にさかのぼって支給申請をすることができる。

医療費の負担の上限は病気によって変わることはないが、血友病や人工透析など、高額な治療を長期間にわたって行う人に対しては、特例として負担上限額が原則1万円となっている。

自治体によっては独自の医療費助成制度があり、窓口での支払い額が高額療養費の負担上限額よりも低くなる場合がある。詳しくは加入している医療保険、またはもよりの自治体に。

なお、医療費の支払いが困難な場合には、医療保険によっては無利息の「**高額医療費貸付制度**」が利用できることがあるので、加入の医療保険に問い合わせるといい。

●さらに負担を軽減する「世帯合算」「多数回該当」

(1) 世帯合算

1人1回分の窓口負担では「高額療養費」の支給対象にならなくても、複数の受診や、同じ医療保険に加入している同じ世帯の家族などの受診について、窓口でそれぞれ払った自己負担額を1か月単位で合算することができる。その合算分が一定額を超えていれば、超えた分が高額療養費として支給される。
注：70歳未満については、21,000円以上の自己負担のみ合算。

(2) 多数回該当

直近の12か月間に、3回以上の高額療養費の支給を受けている場合には、その月の上限額がさらに引き下げられる。

70歳未満の場合

○年収1,160万円以上　252,600円＋（医療費－842,000円）×1%→140,100円
○年収770～1,160万円　167,400円＋（医療費－558,000円）×1%→93,000円
○年収370～770万円　80,100円＋（医療費－267,000円）×1%→44,400円
○年収370万円以下　57,600円→44,400円
○住民税非課税者　35,400円→24,600円

70歳以上の場合

○現役並み所得者　80,100円＋(医療費－267,000円)×1%→44,400円

●「所得区分の認定証」で窓口での支払いを上限枠に

高額療養費制度では、医療機関の窓口で先に医療費の1～3割を支払い、その後、

加入している医療保険に高額療養費の支給申請をして、高額療養費を戻してもらうが、「所得区分の認定書」を受診・入院前に医療機関に提出しておけば、医療機関の窓口では、負担の限度額だけ支払えばよくなる。

注：高額療養費は、医療機関や薬局に直接支払われる。70歳以上の人は、所得区分の認定書がなくても、自動的に窓口での支払いが負担の上限額までにとどめられる。ただし、低所得者の場合は認定書が必要。

Ⅱ【入院時食事療養費で、食事代が減額に】

入院している場合、食事代は自己負担となるが、対象者になる人は申請をすることで、1食あたりの標準自己負担額（360円）が減額となる。軽減する自己負担額は、所得の状況（低所得者Ⅱ：住民税非課税世帯、低所得者Ⅰ：年金額80万円以下）や病状の程度、治療の内容により異なるので、健康保険組合、区市町村国民健康保険課などに問い合わせを。

入院時食事療養費の対象区分と自己負担額

<table>
<tr><th colspan="3">区分</th><th>1食あたりの
自己負担額</th></tr>
<tr><td colspan="3">現役並み所得者および一般所得世帯の方</td><td>460円</td></tr>
<tr><td rowspan="3">住民税非課税世帯</td><td rowspan="2">70歳未満の非課税世帯または70歳以上の住民税非課税Ⅱ世帯</td><td>申請月より12か月以前の入院日数が90日以内の場合</td><td>210円</td></tr>
<tr><td>申請月より12か月以前の入院日数が90日を超えた場合</td><td>160円
（91日以降の自己負担額）</td></tr>
<tr><td colspan="2">住民税非課税世帯に属し、かつ所得が一定基準に満たない70歳以上の高齢受給者（低所得者Ⅰ）</td><td>100円</td></tr>
</table>

◉申請窓口・問い合わせ先：所属健康保険組合、区市町村国民健康保険課など

◉全国健康保険協会ホームページ

http://www.kyoukaikenpo.or.jp/8,254,25.html

◉日本年金機構　障害年金

http://www.nenkin.go.jp/service/jukyu/shougainenkin/jukyu-yoken/20150401-01.html

Ⅲ【難病などの特定疾患には、医療費の助成が】

「特定疾患医療給付制度」

原因が不明で治療方法が確立していない病気＝難病のうち、厚生労働省が定める疾患を「特定疾患」と呼んでいる。これは介護保険の第２号被保険者が介護保険サービスを受けられる **16の「特定疾病」とは別**で、患者が特定疾患の診断を受け、一定の手続きをして「**特定疾患医療受給者証**」の交付を受ければ、医療費の助成を受けることができる。

疾病によって「自己負担なし」とされるものと「一部自己負担あり」とされるものがあり、自己負担がないのはスモン、ブリオン病、劇症肝炎、重症急性膵炎、重症多形滲出性紅斑（急性期）の患者、この範囲ではないが、重症認定を受けている場合、所得の低い人（住民税非課税）などには、生計中心者の所得に応じて一部負担金が派生する。ただし、訪問看護と院外薬局の処方する薬に関しては、全額公費負担となる。対象疾患は国の定める56疾患。自治体によっては独自の助成制度を取り入れているところもあるので、確認をお勧めする。

◉特定疾患医療受給者証の申請窓口・問い合せ先：区市町村国民健康保険課など

◉**難病情報センター**

http://www.nanbyou.or.jp/entry/1360

◉**東京都福祉保健局の難病医療費助成の助成内容**

http://www.fukushihoken.metro.tokyo.jp/iryo/nanbyo/portal/seido/josei.html

Ⅳ【福祉制度を利用して助成を受ける】

■障害者手帳を取る

在宅療養者には、からだに障害をもったり、寝たきり状態か半寝たきり状態が多い。うつ病や統合失調症など精神的な障害が伴うこともあるし、高次機能障害の場合は記憶障害、社会的行動障害などがある。こうした人の多くには障害者手帳が交付されるので、申請することをお勧めする。

●**身体障害者手帳**　（窓口：市区福祉事務所、町村障害福祉担当課）

対象となるのは、視覚・聴覚、平衡機能障害、音声、言語機能障害、そしゃく機能障害、肢体不自由、心臓機能障害、じん臓機能障害、呼吸器機能障害、ぼうこう直腸機能障害、小腸機能障害、免疫機能障害、肝臓機能障害。高次機能障害の場合は、からだにまひがある場合、失語症、視野の障害がある場合などが対象となる。

手帳の等級は障害の程度により１級から６級までの区分（重いほうが１級）があり、障害の程度に応じた福祉サービスや、医療費助成や装具の交付、税金の控除、交通費の割引「特別障害者手当」などの制度が受けられるが、内容は自治体

によって異なる。

手続きに必要な、所定の書類はおおむね以下の通り。身体障害者手帳交付申請書（捺印)、指定医（身体障害者福祉法15条指定医）の診断書・意見書、本人の写真。

ただし、脳血管疾患による障害の場合、症状が固定されるまでの観察期間があるため、原則として半年間は申請ができない。また、機能回復訓練で障害が改善される可能性がある場合には、再認定が行われる。複数の障害をもつ場合は、それぞれの指数を合算して障害等級が決められる。身体障害者手帳の等級に応じて「重症心身障害者医療費助成制度」と「自立支援医療」を受けることもできる。

●障害精神者保健福祉手帳　（窓口：市区町村担当課）

統合失調症、躁うつ病、非定型精神病、てんかん、アルコール中毒などの精神疾患があり、長期にわたって日常生活、社会生活に制約のある人に交付される。高次機能障害では記憶障害、注意障害、遂行機能障害、社会的行動障害などがある場合などが対象。

手続きは身体障害者手帳の場合とほぼ同じだが、診断書を書いてもらうのは精神科医、高次機能障害の場合は精神科医のほか、リハビリ医、精神内科医、脳外科医でも可能。精神障害のため障害年金、特別障害給付金を支給されている場合は、診断書の代わりに年金証書の写しも可能。診断書の作成日は初診日から6か月たっていることが必要。

精神障害者手帳の等級は1級から3級で、更新は2年ごとに行う。受けられるサービスは、身体障害者手帳の場合とほぼ同じだが、どちらの手帳も障害種別、障害等級、所得などで異なるので、手帳を交付されたとき、市区町村担当課から

配布される「手引き」で確認することが必要だ。

●重度心身障害者医療費助成制度（重心）（窓口：市区町村障害福祉担当課）

心身に重度の障害がある人に医療費の助成をする制度。都道府県や市町村が実施しているもので、精神障害者保健福祉手帳の所持者が対象となっているかどうかは、自治体によって異なる。また、対象となる障害の程度や、助成の内容も異なっている。

一般的に対象となっているのは、健康保険があり、次の障害のいずれかをもっている人のケース。中途障害者や病気をいくつもかかえた高齢者の場合も、その対象となることが多いので、ぜひ、もよりの自治体へ問い合わせを。

① 身体障害者手帳の等級が１級〜２級の人

② 心臓、じん臓、呼吸器、膀胱又は直腸、小腸、ヒト免疫不全ウイルスによる免疫、肝臓の機能の障害（以下、内部障害）で、３級の身体障害手帳を持っている人。

③ 愛の手帳（東京都）など精神障害手帳で１級・２級の人。

④ 主な生計維持者の前年の所得が制限内の人。

ちなみに、65歳以上の人が重度心身障害者医療費助成を受ける場合は、後期高齢者医療保険証をもつことが条件となる。それまで加入されている健康保険をそのまま継続し、重度心身障害者医療費助成の資格を得ることはできない。「寝たきり状態など」の場合は、65歳以上であれば後期高齢者医療制度に加入することができるので、市区町村の窓口で問い合わせを。

この制度の対象にならないのは、① 生活保護を受けている人、② 主たる生計維持者の前年の所得が所得限度額を超えている人、③ 福祉施設に入所するなどで、

他の制度の医療の給付を受けている人、など。

助成対象になるのは、医療保険の自己負担分の医療費と薬代で、在宅医療も医療費の助成対象となる。ただし、保険診療医療費以外の診療費（健康診断代・食事代・文書代・容器代・ベッド差額代・おむつ代・特定診療費など）は助成対象外、介護保険と障害福祉サービスも対象外。

また、自立支援医療など、国や自治体の負担で医療の給付が行われる場合には、それらの公費負担制度が優先し、残る自己負担額が重度心身障害者医療費助成制度の対象となる。

■自立支援医療制度を利用する
（窓口：市区福祉事務所、町村障害福祉担当）

障害者総合支援法での障害福祉サービスは、身体障害・知的障害・精神障害の種別にかかわりなく、共通の制度で実施されている。「自立支援医療制度」の申請書は市区町村の福祉事務所、障害福祉窓口にあり、申請時には医師の意見書、健康保険証、課税証明、印鑑なども必要となる。認定されると「**自立支援医療受給者証**」と「**自己負担額管理票**」が交付されるので、これを医療機関の窓口に提示すると原則1割まで軽減され、非課税世帯では上限が5,000円以下になる。所得に応じて月額の負担上限額が設けられている。

ここには、認知症が入ることを覚えておくといい。これは「自立支援医療制度（精神通院）」で申請できる。自立支援医療の期限は1年間なので毎年更新しなければならないが、継続した場合は医師の「自立支援医療診断書」の提出は「2年に1度」になる。

このほか、障害者総合支援法における福祉サービスには以下のものがある。

障害者総合支援法に基づく福祉サービス

介護給付	居宅介護 （ホームヘルプ）	自宅で、入浴、排せつ、食事の介護等を行う
	重度訪問介護	重度の肢体不自由者で常に介護を必要とする人に、自宅で、入浴、排せつ、食事の介護、外出時における移動支援などを総合的に行う
	行動援護	自己判断能力が制限されている人が行動するときに、危険を回避するために必要な支援、外出支援を行う
	同行援護	視覚障がいにより移動に著しい困難を有する人に、代筆・代読を含む外出支援を行う
	重度障がい者等包括支援	介護の必要性がとても高い人に、居宅介護等複数のサービスを包括的に行う
	児童デイサービス	障がい児に、日常生活における基本的な動作の指導、集団生活への適応訓練等を行う
	短期入所 （ショートステイ）	自宅で介護する人が病気の場合などに、短期間、夜間も含め施設で、入浴、排せつ、食事の介護等を行う
	療養介護	医療と常時介護を必要とする人に、医療機関で機能訓練、療養上の管理、看護、介護及び日常生活の世話を行う
	生活介護	常に介護を必要とする人に、昼間、入浴、排せつ、食事の介護等を行うとともに、創作的活動又は生産活動の機会を提供する
	障がい者支援施設での夜間ケア等（施設入所支援）	施設に入所する人に、夜間や休日、入浴、排せつ、食事の介護等を行う
	共同生活介護 （ケアホーム）	夜間や休日、共同生活を行う住居で、入浴、排せつ、食事の介護等を行う
訓練等給付	自立訓練 （機能訓練・生活訓練）	自立した日常生活又は社会生活ができるよう、一定期間、身体機能又は生活能力の向上のために必要な訓練を行う
	就労移行支援	一般企業等への就労を希望する人に、一定期間、就労に必要な知識及び能力の向上のために必要な訓練を行う
	就労継続支援 （雇用型・非雇用型）	一般企業等での就労が困難な人に、働く場を提供するとともに、知識及び能力の向上のために必要な訓練を行う

	共同生活援助（グループホーム）	夜間や休日、共同生活を行う住居で、相談や日常生活上の援助を行う
地域生活支援事業		地域によって独自のサービスを実施している。相談支援、手話派遣などコミュニケーション支援、日常生活用具の給付・貸与、移動支援、生活支援、福祉ホームなど。

◉厚生労働省「自立支援医療」

https://www.mhlw.go.jp/stf/seisakunitsuite/bunya/hukushi_kaigo/shougaishahukushi/jiritsu/index.html

■無料低額診療制度という制度も

「無料低額診療事業」は、生活困難な人が無料または低額な料金で医療を利用できる制度。制度の利用には所定の申請書が必要なので、地域の医療生活組合の病院など、無料・低額診療事業を行っている病院の受付に申し出る。緊急の場合は、制度の適用の有無にかかわらず、まず必要な診療・治療を開始する。

適用とならない場合でも、医療費の支払いのほか、当面の生活などについて相談に応じ、他の公的な制度の適用が可能な場合は、その手続きを勧めてくれる。無料低額診療は、生活が改善するまでの一定期間の措置。公的な制度や社会資源の活用、生活改善の方向を見つけて、治療を進めながら生活を立て直していくのが目的だ。

◉診療を行っている医療機関に関する問い合わせ：各市区町村の福祉関係窓口

◉全日本民医連　無料低額診療事業　制度の説明

https://www.min-iren.gr.jp/?p=20135

◉全日本民医連　無料・低額診療にとりくんでいる事業所

https://www.min-iren.gr.jp/?p=20120

3. 医療と介護

■高額医療・高額介護合算制度

高額医療・高額介護合算療養費制度は、医療費と介護費の両方の負担を軽減するために設けられた制度。世帯内の同一の医療保険の加入者で1年間（毎年8月1日～翌年7月31日）に「医療保険」と「介護保険」の両方に自己負担があり、その自己負担の合計が「高額医療・高額介護合算療養費制度」の自己負担限度額を超えた場合、申請すると、自己負担限度額を超えた金額が支給される。

●所得と年齢によって違う自己負担限度額

高額医療・高額介護合算療養費制度の自己負担限度額

<table>
<tr><th></th><th>70歳以上</th><th>70歳未満</th></tr>
<tr><td>年収約1,160万円以上</td><td>212万円</td><td>212万円</td></tr>
<tr><td>年収770万～1,160万円</td><td>141万円</td><td>141万円</td></tr>
<tr><td>年収370万～770万円</td><td>67万円</td><td>67万円</td></tr>
<tr><td>一般
年収156万～370万円</td><td>56万円</td><td>60万円</td></tr>
<tr><td>市町村民税世帯非課税</td><td>31万円</td><td rowspan="2">34万円</td></tr>
<tr><td>市町村民税世帯非課税
（所得が一定以下）</td><td>19万円</td></tr>
</table>

自己負担限度額は、世帯員の年齢や所得によって、前ページの表のように、細かく設定されている。

高額医療・高額介護合算療養費制度では、医療保険と介護保険の双方から、自己負担の比率に応じて支給される仕組みになっている。そのため、支給を受けるには、加入している医療保険と介護保険の両方の窓口に申請することが必要で、時期によっては、申請を行ってから支給を受けるまでには、一定の時間がかかる。詳しくは市区町村の介護保険担当窓口へ。

4. 在宅医療と診療報酬

■訪問診療にかかるお金

【診療報酬は１点10円】

●訪問診療を受けられる場所

場所	訪問診療	往診	在宅がん治療	備考
自宅	○	○	○	２人目以降は在宅患者訪問診療費の代わりに初診･再診療を算定

有料老人ホーム サ高住（※） （特定施設以外）	○	○	○	
グループホーム	○	○	○	
小規模多機能型居宅介護	○	○	○	宿泊日のみ
有料老人ホーム サ高住 （特定施設）	○	○	×	
特別養護老人ホーム	○	○	×	末期がんのみ
ショートステイ	○	○	×	末期がんのみ
デイサービス	×	×	×	

※サ高住＝サービス付き高齢者住宅

●訪問診療の利用料のしくみ

在宅医療の訪問診療にかかるお金は、次の5つからなりたっている。

①在宅患者診療・指導料	往診料、在宅患者訪問診察料、在宅時医学総合管理料 在宅がん医療総合診察料、訪問看護指示料など
②在宅療養指導管理料	在宅酸素法の処置や機器レンタル代を含む指導管理料など
③薬剤料	在宅医療で用いる注射薬代など
④特定保険医療材料	検査や処置で使用する特定保険医療材料費
⑤その他	診療情報提供料、検査料など

①在宅患者診療・指導料

●往診料　　※単発の往診の場合。定期的な訪問診療ではない。(1回につき)

区分	在支診・在支病以外	在支診または在病診	機能強化型在支診・在病診（病床を有しない）	機能強化型在支診・在病診（病床を有する）
日中	720点	720点	720点	720点
緊急往診	325点	650点	750点	850点
夜間（18時～翌朝6時までなど）	650点	1,300点	1,500点	1,700点
深夜（22時～翌朝6時まで）	1,300点	2,300点	2,500点	2,700点
診療時間延長（1時間を超えた場合30分ごとに）	＋100点	＋100点	＋100点	＋100点
死亡診断	＋200点	＋200点	＋200点	＋200点

●在宅患者訪問診療料　※定期的に訪問診療を行う場合（1日につき。週3回まで）

同一建物に1人の場合	888点
同一建物に2人以上患者がいる場合	213点
乳幼児・幼児加算	400点
診療時間加算（1時間以上、30分単位で）	100点
在宅ターミナルケア加算	3,500～6,500点
看取り加算	3,000点
死亡診断加算	200点

●在宅時医学総合管理料（月１回）１名で重症者以外の場合

区分	在支診・在支病以外	在支診または在支病	機能強化型在支診・在支病（病床を有しない）	機能強化型在支診・在支病（病床を有する）
月２回以上	2,750点	3,700点	4,100点	4,500点
月１回	1,760点	2,300点	2,520点	2,760点

●在宅がん医療総合診療料（1日あたり）

区分	在支診・在支病以外	在支診または在支病	機能強化型在支診・在支病（病床を有しない）	機能強化型在支診・在支病（病床を有する）
院外処方箋なし	届け出不可	1,685点	1,850点	2,000点
院外処方箋あり	届け出不可	1,495点	1,650点	1,800点

②在宅療養指導管理料（内容によって月１回　120点～45,000点まで）。

■訪問看護にかかるお金

訪問看護にかかるお金は、主治医からの指示料以外、医療機関と訪問看護ステーションでちがう。また、医療保険と介護保険でも利用料がちがう。ここでは主なもののみ取り上げる。

●訪問看護の診療報酬と介護報酬

【医療保険の場合】

在宅患者訪問看護・指導料
①　保健師、助産師、看護師による場合
●週３日まで　580点／日
●週４日目以降　680点／日
②准看護師による場合
●週３日まで　530点／日
●週４日目以降　630点／日
③がん患者の緩和ケア、または褥そうケアまたは人工肛門ケア及び人工膀胱ケアで専門の研修を受けた看護師による場合　1,285点（1回／月）
④難病などで複数回訪問した場合の加算２回450点、３回以上800点
⑤緊急訪問加算　１回につき265点

【介護保険の場合】※1単位のめやすは10円

医療機関	訪問看護ステーション
20分未満　264単位 30分未満　397単位 30分〜60分未満　571単位 60分〜90分未満　839単位 ※准看護師の場合は100分の90に相当する単位を算定	20分未満　312単位 30分未満　469単位 30分〜60分未満　819単位 60分〜90分未満　1,122単位 ※准看護師の場合は100分の90に相当する単位を算定

●難病などの数回訪問加算

【医療保険】

1日2回の場合	450点
1日3回の場合	800点

【介護保険】

ケアプランに盛り込まれれば、複数回の訪問看護ができる

●訪問看護在宅ターミナル加算

(死亡時前14日以内に2回以上訪問看護があった場合、加算ができる)

【医療保険】	
在宅ターミナル加算	2,500点
【介護保険】	
ターミナル加算	2,000単位

※その他「24時間対応体制加算、24時間連絡体制加算」「緊急時訪問看護加算」「早朝・夜間・深夜訪問看護加算」などがある。

■訪問リハビリテーションにかかるお金

●訪問リハビリの報酬

訪問リハビリでは、医療機関では介護保険か医療保険、老健施設では介護保険となる。訪問看護ステーションからの場合は、介護保険か医療保険。それぞれ項目の名称が変わる。料金は同じ建物内で1名の場合。2人目からは割安になる。

【介護保険】

医療機関、老健	訪問看護ステーション
訪問リハビリテーション費 296単位／1回（1回20分）	訪問看護費 296単位／1回（1回20分）

【医療保険】

医療機関、老健	訪問看護ステーション
在宅患者訪問リハビリテーション指導管理料300点／1回（1単位20分）	訪問看護基本療養費 週3日目まで （1回30〜90分）853点／1回 週4日目以降　953点／1回

このほか退院・退所日、介護保険介護保険認定日から3か月以内に「短期集中リハビリ」（週2日以上、1日20〜40分以上）が行われた場合は、「短期集中リハビリ加算」（時期によって200〜340単位／日）がつく。

また、病院や老健から退院・退所した際、訪問看護ステーションが関わる場合

は、「退院共同指導加算」（介護保険の場合：600単位、医療保険の場合：6,000円）、「特別管理指導加算」（医療保険の場合のみ：200点）など、さまざまな加算がつくこともある。

【著者紹介】

中澤まゆみ

1949年長野県生まれ。雑誌編集者を経てフリーランスに。人物インタビュー、ルポルタージュを書くかたわら、アジア、アフリカ、アメリカに取材。『ユリ―日系二世NYハーレムに生きる』（文藝春秋）などを出版した。その後、自らの介護体験を契機に医療・介護・福祉・高齢者問題にテーマを移し、『おひとりさまの「法律」』『男おひとりさま術』（ともに法研）、『おひとりさまの終活―自分らしい老後と最後の準備』（三省堂）、『おひとりさまの終《つい》の住みか』『おひとりさまの介護はじめ55話』『人生100年時代の医療・介護サバイバル』（以上、築地書館）などを出版。今回は、在宅医療と介護の現場に入り、徹底した取材で本書を執筆。豊富な事例をもとに、本人と家族のニーズでガイドした。

おひとりさまでも最期まで在宅　第3版
――平穏に生きて死ぬための医療と在宅ケア

2013年3月15日　第1版発行
2020年6月26日　第3版発行

著者　中澤まゆみ
発行者　土井二郎
発行所　築地書館株式会社
東京都中央区築地7-4-4-201　〒104-0045
TEL 03-3542-3731　FAX 03-3541-5799
http://www.tsukiji-shokan.co.jp/
振替 00110-5-19057
印刷・製本　シナノ印刷株式会社
装丁　吉野愛
装画　近藤祥子

ISBN 978-4-8067-1600-6

●築地書館の本●

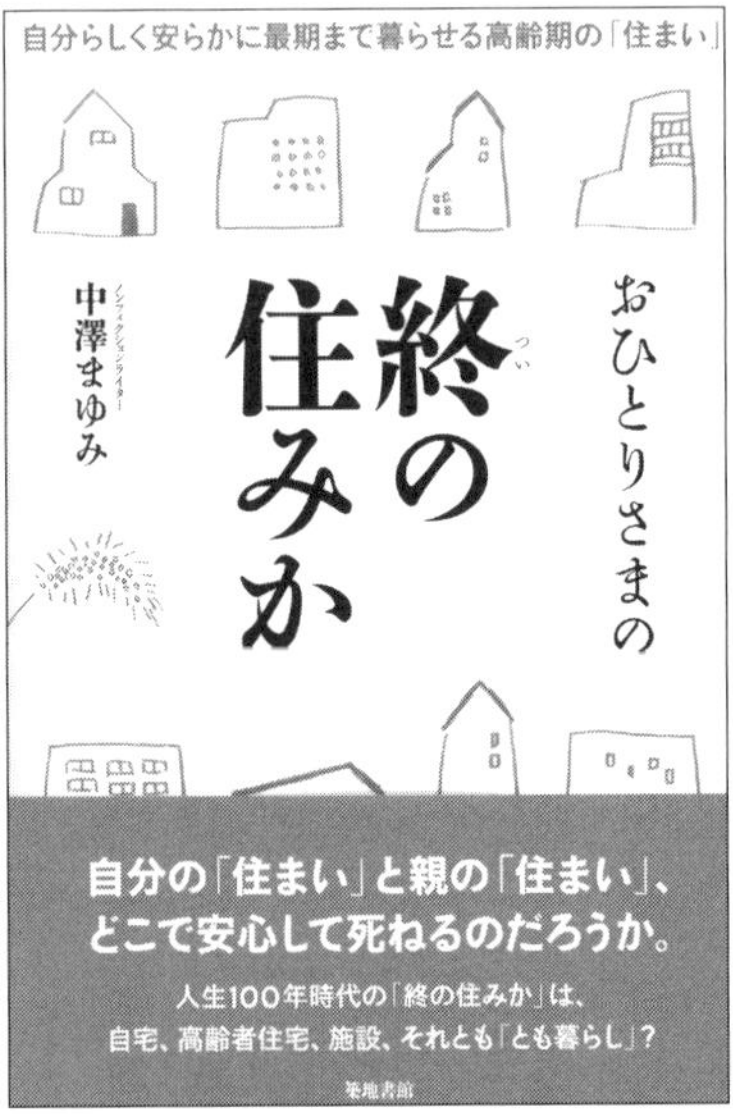

おひとりさまの終《つい》の住みか

自分らしく安らかに最期まで暮らせる高齢期の「住まい」

中澤まゆみ【著】

2,000円＋税

最期まで自分らしく暮らす。

国が推し進める「病院・施設から在宅へ」の流れ。

選択肢は増えたけど、どれを選べばいいのかわからない。「介護」は？　「医療」は？

元気なうちに「住まい方」と「しまい方」を考え、制度と実態を知って、自ら選択するための徹底ガイド。